Fundamentos da Saúde

as bases para uma atenção humanizada

Dados Internacionais de Catalogação na Publicação (CIP)
(Jeane Passos de Souza - CRB 8ª/6189)

SENAC. Departamento Nacional.
Fundamentos da saúde : as bases para uma atenção humanizada / Departamento Nacional do Serviço Nacional de Aprendizagem Comercial; revisado e atualizado por Rubens Baptista Junior. -- São Paulo : Editora Senac São Paulo, 2019.

Bibliografia.
ISBN 978-85-396-2844-5 (impresso/2019)
e-ISBN 978-85-396-2897-1 (ePUB/2019)
e-ISBN 978-85-396-2898-8 (PDF/2019)

1. Saúde 2. Promoção da saúde 3. Prevenção de doenças 4. Política de Saúde Pública 5. Sistema Único de Saúde I. Baptista Junior, Rubens. II.Título.

19-984t CDD - 613
BISAC HEA028000

Índices para catálogo sistemático:

1. Saúde : Promoção da saúde 613
2. Saúde : Prevenção de doenças 613

Fundamentos da Saúde

as bases para uma atenção humanizada

Revisado e atualizado por
Rubens Baptista Junior

Editora Senac São Paulo
São Paulo – 2019

Administração Regional do Senac no Estado de São Paulo
Presidente do Conselho Regional: Abram Szajman
Diretor do Departamento Regional: Luiz Francisco de A. Salgado
Superintendente Universitário e de Desenvolvimento: Luiz Carlos Dourado

Editora Senac São Paulo
Conselho Editorial: Luiz Francisco de A. Salgado
Luiz Carlos Dourado
Darcio Sayad Maia
Lucila Mara Sbrana Sciotti
Jeane Passos de Souza

Gerente/Publisher: Jeane Passos de Souza (jpassos@sp.senac.br)
Coordenação Editorial/Prospecção: Luís Américo Tousi Botelho (luis.tbotelho@sp.senac.br)
Márcia Cavalheiro Rodrigues de Almeida (mcavalhe@sp.senac.br)
Administrativo: João Almeida Santos (joao.santos@sp.senac.br)
Comercial: Marcos Telmo da Costa (mtcosta@sp.senac.br)

Revisado e Atualizado por: Rubens Baptista Junior
Elaboração de conteúdo: Enirtes Caetano Prates Melo e Fátima Teresinha Scarparo Cunha
Revisão técnica: Mercilda Bartmann e Paulo Bruno
Edição de Texto: Patricia B. Almeida
Coordenação de Preparação e Revisão de Texto: Luiza Elena Luchini
Preparação de Texto: Sandra Brazil
Revisão de Texto: Marcelo Nardeli
Projeto gráfico e capa: Traço Design
Editoração Eletrônica: Thiago Planchart
Impressão e Acabamento: Marquinhos Gráfica Ltda.

Editora Senac São Paulo
Rua 24 de Maio, 208 - 3º andar - Centro - CEP 01041-000
Caixa Postal 1120 - CEP 01032-970 - São Paulo - SP
Tel. (11) 2187-4450 - Fax (11) 2187-4486
E-mail: editora@sp.senac.br
Home page: http://www.editorasenacsp.com.br

Sumário

Nota do editor

Desde os primórdios, o ser humano procura meios para tratar os males que, por vezes, acometem as pessoas de seu convívio ou a si próprio. Assim, já em tempos remotos, bem antes da invenção de vacinas ou de intervenções cirúrgicas com o uso de anestesias, os doentes eram submetidos aos curandeiros, que apresentavam um importante papel social nas tribos e cuja função era desempenhada por meio do uso de ervas, banhos, imersão em rios e ingestão de substâncias medicamentosas.

Como resultado da evolução ao longo dos séculos, um sem-número de sofisticados aparelhos passaram a nos auxiliar no diagnóstico de doenças e, posteriormente, em seu tratamento. A saúde passou a adquirir um componente social, variando em função da diferença de renda e de outros indicadores sociais, como moradia, acesso à educação, etc.

Com o intuito de contribuir para a formação dos futuros profissionais da saúde, o Senac São Paulo apresenta neste livro, além de uma visão diacrônica da saúde, assuntos que são fundamentais ao exercício da cidadania daqueles que atuam no setor, como a organização da atenção e dos serviços em saúde no Brasil, o seu desenvolvimento histórico no nosso país e os princípios do Sistema Único de Saúde (SUS).

Apresentação

Este livro apresenta os conceitos fundamentais da área da Saúde, percorrendo de forma sucinta uma trajetória que começa nas origens da nossa espécie até chegar à atual era dos sistemas e das organizações complexas e tecnológicas.

A obra é direcionada a:

- **estudantes** de Assistência ou de Gestão que pretendam estabelecer bases sólidas para seu desenvolvimento nesse campo do saber;
- **profissionais** da área de Saúde que tenham o objetivo de se atualizar e também ampliar as bases de sua atuação;
- **usuários do Sistema Único de Saúde (SUS)**, clientes e pacientes das organizações e dos profissionais da Saúde que almejam melhorar o aproveitamento em seu trânsito pelas ações e pelos serviços; e
- **leitores interessados** em se informar sobre o assunto, que os acompanha desde seu início de vida.

O primeiro capítulo do livro apresenta os conceitos fundamentais e a evolução das ideias em Saúde, mostrando como a vida se organiza para a manutenção, a preservação e a recuperação da saúde.

O segundo capítulo descreve o processo saúde-doença e as causas do adoecimento.

O capítulo seguinte mostra como se organizam a atenção e os serviços de Saúde e as diferenças entre suas diversas formas.

O quarto capítulo discorre sobre o desenvolvimento histórico da Saúde no Brasil, detalhando características, princípios e diretrizes do SUS.

No quinto capítulo são abordadas a prevenção e a qualidade de vida como as melhores respostas para os desafios da Saúde.

E, finalmente, o sexto capítulo apresenta uma visão organizacional das instituições e da gestão em Saúde, elementos fundamentais para o melhor aproveitamento dos recursos e da otimização dos resultados pelo sistema.

O conteúdo deste livro condensa décadas de estudos, observações e pesquisas presentes nos cursos ministrados em programas de pós-graduação e de MBA no Hospital das Clínicas da Faculdade de Medicina da Universidade de São Paulo (HC FM-USP), na Fundação Getulio Vargas (FGV), na Fundação Instituto de Administração (FIA) e no Senac São Paulo.

CAPÍTULO 1

Saúde: conceitos e evolução

No uso cotidiano e em uma das acepções dos dicionários, a palavra *saúde* significa o bom funcionamento do organismo, com boa disposição física e mental. Assim, dizemos boa saúde, má saúde, saúde invejável, vender saúde, saúde perfeita ou saúde de ferro. Também utilizamos esse vocábulo em expressões como riscos para a saúde; saúde financeira de uma empresa; alimento saudável; saúde ou salubridade de um ambiente ou atividade; geração saúde; e saúde - ou sanidade - de uma ideia, comportamento ou proposta com os quais deparamos. Em várias culturas e em distintos idiomas há o costume de brindar em festas e homenagens, ou após um espirro ou tosse, desejar em voz alta: *saúde!*

O conceito inclui a saúde dos animais, dos vegetais e, por extensão, de quaisquer outros entes passíveis de analogia com os seres vivos.

A palavra tem origem no latim (*salus* + *utis*) e significa o estado de ser ou estar *são*, de quem recebeu *salvação* no contexto eclesiástico da Idade Média. Assim, *são* ou *sadio*, originariamente, é aquele que está a salvo de "coisas", entidades e situações ruins e/ou malévolas.

Dizemos que está *com saúde* quem conta com boas funções orgânicas e mentais, capazes de manter o organismo em equilíbrio com o ambiente e em condições de dar continuidade à vida de modo satisfatório. *Saudável*, *sadio*, *são*, *salutar*, *salubre* e *hígido* são termos que designam realidades, seres, estados, comportamentos e situações relacionados à boa saúde.

Para os seres vivos, a saúde é algo fundamental, e todos, proporcionalmente a seu grau de complexidade e desenvolvimento, dispõem de algum mecanismo para protegê-la, mantê-la e recuperá-la.

Animais filogeneticamente anteriores ao *Homo sapiens sapiens* - a nossa espécie - contam com um conjunto de comportamentos instintivos capazes de atuar na manutenção e no restabelecimento das condições **homeostáticas** e **metabólicas** em resposta às ameaças à saúde, por exemplo, a fuga de situações ou de condições adversas, o ato de lamber feridas e machucados, a imobilização por interrupção de uso de membros fraturados, a ingestão de vegetais com propriedades terapêuticas e muitas outras. Assim, por exemplo, tigres fogem do fogo para preservar a sua integridade; cães e gatos lambem feridas, o que ajuda na cicatrização e diminui o risco de infecções; leões andam sobre três patas até a cura da outra, machucada; e cavalos buscam pasto em determinados terrenos, com vegetação rica em algum nutriente de que sintam falta.

Mesmo nos degraus inferiores da escala evolutiva, os seres vivos reagem de modo defensivo às agressões do ambiente, por exemplo, os organismos unicelulares que se afastam de meios em que as temperaturas, o pH ou outras condições sejam inconvenientes para eles, valendo-se de movimentos como o batimento de cílios e de flagelos, diapedese ou outras formas de locomoção. Esses mecanismos são indispensáveis à manutenção e à evolução da vida.

Homeostática

Relativo a processos bioquímicos e biofísicos para a manutenção da temperatura e dos demais parâmetros metabólicos do organismo de acordo com os limites compatíveis com a manutenção da vida.

Metabólica

Funcionamento do organismo por meio de um conjunto de transformações e de reações químicas e físicas por meio das quais se realizam os processos de síntese ou de degradação de substâncias e funções vitais.

Saúde desde a Pré-História

O ser humano sempre contou com maneiras de proteger e de recuperar a saúde: cuidar de doentes e feridos é um comportamento ancestral da espécie humana. Na Pré-História, os agrupamentos humanos contavam com indivíduos que se ocupavam da assistência aos enfermos e aos acidentados. Esses indivíduos proporcionavam companhia, alimentação e limpeza, além de realizar procedimentos com intenção curativa nos enfermos. Por essa razão, eles são chamados de *healers*, termo que, em português, equivale a curadores ou curandeiros. Por seu papel de médico da tribo, os *healers* são considerados os precursores das profissões da área da Saúde.

Embora a maioria das ações dos *healers* possa ser considerada inócua, muitas outras acabavam tendo efeitos positivos nos pacientes, quer no aspecto puramente físico, quer na esfera psicológica. Registros fósseis mostram sinais de intervenções terapêuticas em ferimentos curados, com marcas de ações intencionais nessas lesões. Em determinados sítios arqueológicos de hominídeos localizados na África e na Ásia, alguns fósseis apresentam fraturas consolidadas em regiões do corpo que exigiriam difíceis procedimentos e cuidados intensivos, mesmo se fossem tratados hoje, e que só podem ser resultado da ação dedicada dos *healers*.

Na evolução humana, esses promotores de tratamentos e curas realizaram um trabalho admirável. Embora em grande medida agissem movidos por comportamentos instintivos, o processo evolutivo acabou por lhes conferir, paulatinamente, um agir racional e consciente, o que lhes resultou um importante papel social nas tribos.

Aos poucos, os segredos dos tratamentos e das curas passaram a ser transmitidos exclusivamente entre os praticantes e os iniciados nas artes medicinais. Seu arsenal terapêutico incluía massagens com ervas e cinzas; rezas; banhos de fumaça; imersão em lagos e rios; fricção com plantas, pedras e galhos; ingestão de substâncias medicamentosas; e quaisquer outras ações que tivessem demonstrado ou simbolizassem algum poder de cura. Também faziam parte desse rol uma complexa variedade de superstições e rituais, como a magia, a comunicação com os antepassados, os estados de transe e a incorporação de espíritos e animais.

O *healer* foi acumulando conhecimentos especializados, o que fez com que a sua ocupação passasse a incorporar os trabalhos de benzedores, feiticeiros e sacerdotes. A aproximação de todos esses papéis resultou na fusão das atividades religiosas com as de proteção, manutenção e recuperação da saúde.

O resultado dessa mescla permanecerá por muito tempo nas mais diferentes culturas e nos papéis de sacerdotes, curandeiros e adivinhos exercidos por xamãs, pajés e por uma infinidade de praticantes com outras denominações ao redor do mundo. Por muito tempo, a medicina vai caminhar lado a lado com a esfera sobrenatural.

As atividades de chefe religioso e as de médico e cuidador só começaram a ser separadas com a evolução do conhecimento técnico dos tratamentos e das causas das doenças e com a transformação das ocupações dos integrantes do grupo de atividades espontâneas em profissões socialmente definidas.

Mesmo assim, durante milhares de anos, a medicina, apesar de ter seu escopo e finalidade bem determinados, comportará interpenetrações com as artes adivinhatórias, a astrologia e outras práticas mágicas e de perfil esotérico.

À luz da Antiguidade

No Ocidente, quem vai estabelecer a distinção clara entre magia e atividade médica é o grego Hipócrates (460-370 a.C.), considerado o pai da medicina ocidental por ter proposto que a observação atenta de sinais e sintomas do paciente e sua associação com as doenças e estados **mórbidos** obedecem a relações de causa e efeito. Hipócrates ensinou à humanidade que as enfermidades têm origens que possibilitam sua identificação racional e evoluem naturalmente por caminhos que podem ser conhecidos e previstos. Assim, uma condição mórbida evolui ininterruptamente em um indivíduo desde o momento de sua exposição às causas até seu desenlace espontâneo, seja a recuperação - total ou parcial -, seja a morte. Isso constitui o embrião do que chamamos *história natural da doença*.

Mórbido

Relativo a doenças ou ao estado doentio.

Hipócrates está inserido na tradição lógica dos filósofos da Grécia Antiga, assim como a medicina que ele propôs. Proveniente de uma família composta de muitos médicos, Hipócrates deu importância aos elementos físicos, comportamentais, dietéticos, higiênicos, climáticos, raciais e ambientais na gênese e na evolução das doenças. Consequentemente, os tratamentos tiveram que considerar essas relações lógicas e causais na interpretação e na abordagem das moléstias.

Os ensinamentos de Hipócrates foram mundialmente difundidos por meio de obras a ele atribuídas, principalmente os livros *Aforismas* e *Corpus Hippocraticum*. Durante a Antiguidade e a Idade Média, a medicina ocidental foi influenciada por seus trabalhos e de outros dois médicos e filósofos célebres: o romano de origem grega Galeno (129-199 - ou 217) e o persa Avicena (980-1037).

Galeno foi um dos pioneiros em pesquisas anatômicas e fisiológicas e um defensor da ideia da experimentação como caminho para o conhecimento das doenças e das curas. Embora muitos de seus escritos tenham se perdido ao longo do tempo, sua imensa influência atravessou os séculos, principalmente por meio de seus relatos, que formaram gerações de médicos, e de obras como *Comentários a Hipócrates*, *Método terapêutico*, *Procedimentos anatômicos* e *O melhor médico é também um filósofo*.

Avicena, por sua vez, foi um estudioso que deixou obras sobre vários assuntos, incluindo a filosofia e a medicina. Sua influência nessa área se deve principalmente a dois trabalhos que durante séculos foram usados como textos de referência nas universidades medievais: o *Livro da cura* e *O cânone da medicina*.

Medievo e o progresso na saúde

Na Idade Média, a medicina se beneficiou profundamente de duas das mais importantes invenções desse período: as universidades e os hospitais. A anatomia e a fisiologia foram amplamente desenvolvidas com base em centros de conhecimento nascidos junto aos mosteiros e às catedrais católicas - de onde derivam palavras como *cátedra* e *catedrático* -, que deram origem a algumas das mais sólidas universidades da Europa.

Escolas médicas surgiram na Itália, como a Escola Médica Salernitana e as das universidades de Bolonha, Palermo e Pádua; na França, com Montpellier e Paris; na Inglaterra, com Oxford e Cambridge; e, depois, por toda a Europa. Os hospitais como os entendemos hoje - local para a prestação de assistência à saúde de doentes internados - desenvolveram-se no período medieval, e muitos existem ainda hoje, como o Hôtel-Dieu, em Paris, o St. Bartholomew e o St. Thomas, em Londres, entre outros.

Além da medicina, o período assistiu também ao grande progresso dos cuidados de enfermagem, da arte dentária e da farmácia.

Modernidade: compasso de espera para os dias atuais

A aplicação crescente do método experimental acarretou grande progresso da prática médica e de seu ensino durante a Renascença e a Idade Moderna, mas foi somente após esse período, com o aperfeiçoamento do método científico, que o conhecimento em saúde passou por um crescimento exponencial.

Contemporaneidade

Como resultado de sua evolução ao longo dos séculos, o método da ciência preceitua um consistente conjunto de características que tanto a pesquisa como o conhecimento que se pretendam científicos devem observar. As principais são:

- *racionalidade*: submissão de todo o processo de busca do conhecimento ao constante escrutínio da lógica e da razão;
- uso do *método experimental*: aquele que baseia as descobertas no experimento, ou seja, na realização de ensaios, testes e experiências;
- *objetividade*: esforço de afastar o máximo possível a influência do subjetivismo na atividade científica, concedendo prioridade às características do objeto, independentemente dos humores e sensações de quem realiza ou aprecia os trabalhos;
- *mensurabilidade*: necessidade de medir todos os parâmetros e as grandezas relevantes envolvidos nos estudos, de preferência atribuindo a eles valores numéricos, o que, além de aumentar a objetividade, permite que sejam acompanhados, comparados e operacionalizados;
- *cumulatividade*: atributo segundo o qual o conhecimento científico atual deve sempre estar ancorado e apoiado em saber científico anterior, ou seja, aquilo que a ciência sabe deve acumular-se

ao longo do tempo, o que ajuda a garantir o avanço e progresso constantes do conhecimento científico; e

- *reprodutibilidade*: preceito segundo o qual todo experimento deve ser passível de reprodução independente por quem quiser confirmar os resultados das pesquisas, desde que, naturalmente, reúna os meios técnicos para fazê-lo.

Os diversos campos da ciência lidam com essas características em diferentes graus e proporções, de acordo com as especificidades dos seus objetos, suas particularidades, evolução e práticas intrínsecas. Desse modo, a objetividade é mais facilmente alcançada em alguns ramos da ciência do que em outros, enquanto a mensurabilidade pode ser rotineira em determinadas especialidades e mais rara em outras. O mesmo tipo de variabilidade em graus e proporções é verificável em todas as demais características do método, de acordo com suas aplicações nos diversos campos científicos. Os ramos da ciência relacionam-se de modos diferentes com seus diversos atributos. O conhecimento avança por confrontação de hipóteses.

Atualidade

Em função de todos esses elementos, uma assertiva, hipótese ou teoria, para ser qualificada como científica - no contexto estrito da ciência experimental -, deve ser produto de uma série de requisitos metodológicos e comportar a possibilidade de ser refutada ou de que seja demonstrada a sua eventual falsidade. Assim, deve sempre ser possível realizar um experimento para verificar se a afirmação ou teoria é falsa. A essa propriedade, o filósofo austríaco Karl Popper (1902-1994) chamou, na década de 1930, de *falseabilidade* ou *refutabilidade*. Para Popper, o conhecimento somente é científico se for falseável, ou seja, passível de ser refutado. Na impossibilidade dessa verificação, o conhecimento pode ser de qualquer outra natureza, mas jamais poderá ser considerado científico.

Cochrane e o estudo das evidências

Randomizado

Termo que, em Estatística, significa a introdução do acaso na distribuição das intervenções em um estudo científico.

Na década de 1970, o médico e epidemiologista escocês Archibald Cochrane (1909-1988) propôs que o conhecimento dos diagnósticos e tratamentos deveria se basear fundamentalmente nas revisões sistemáticas de ensaios clínicos **randomizados**, consideradas por ele o maior nível de evidência para a tomada de decisão em Saúde, submetendo-se às análises e às validações da estatística e da epidemiologia.

Os estudos de Cochrane da eficácia e eficiência deram origem ao que chamamos Saúde Baseada em Evidências - um paradigma mais objetivo para a Saúde, em contraposição às práticas apoiadas simplesmente na autoridade, na tradição ou em outros interesses não científicos. Consequentemente, diagnósticos, tratamentos e demais ações de Saúde devem estar alicerçados nas melhores e mais atualizadas evidências disponíveis.

Um dos resultados desse movimento é a criação da Cochrane Collaboration, rede global e independente de pesquisadores, profissionais, pacientes, cuidadores e demais pessoas interessadas em saúde, presente em diversos países (incluindo o Brasil), que tem a missão de tornar melhores as decisões em Saúde, por meio da realização, manutenção e divulgação de revisões sistemáticas de ensaios clínicos randomizados.

Definição da Organização Mundial da Saúde

A Constituição da Organização Mundial da Saúde (OMS) afirma textualmente que "a saúde é um estado de completo bem-estar físico, mental e social, e não consiste apenas na ausência de doença ou de enfermidade" (OMS, 1946). Apesar de muito repetida e de adotada em documentos oficiais de muitos países, incluindo o Brasil, essa definição apresenta alguma inconsistência e deve ser recebida com certos cuidados e boa dose de espírito crítico.

Em primeiro lugar, por não se tratar de uma organização acadêmica ou de pesquisa, a OMS conceitua *saúde* de um ponto de vista muito mais doutrinário do que científico. De fato, a OMS é uma agência da Organização das Nações Unidas (ONU) e, nessa condição, é bastante vulnerável a determinantes políticos e ideológicos.

Além disso, considerar *saúde* um estado de bem-estar *completo* é muito mais a expressão de um desejo, ou a referência a uma situação ideal, do que a descrição objetiva de um fenômeno observável no mundo real, principalmente se a definição pretende abranger - como de fato o faz - os componentes físico, mental e social, mesmo com todas as complexidades que encerram. Afinal, quem conhece alguém que se encontra, ou que algum dia esteve, em estado de bem-estar completo em todas essas esferas?

Finalmente, a inclusão do plano *social* nessa definição acaba por trazer dificuldades conceituais e metodológicas à compreensão do que vem a ser *saúde*. O imbricamento das ciências sociais com as da Saúde, na ausência uma base sistemática comum, acarreta grandes dificuldades no manejo dos elementos e dos métodos de pesquisa, prejudicando a apreensão coerente dos conceitos. Essa desorganização estrutural funciona como um verdadeiro convite à infiltração de distorções ideológicas nos estudos, em detrimento de uma apreciação rigorosamente científica.

Se, por um lado, a definição da OMS esclarece menos do que deveria, por outro, traz uma considerável porção de idealismo, de objetivo a ser alcançado, que, se mantido nos limites estritos de uma busca constante pelo aperfeiçoamento, pode incorporar uma aceitável dose de atitude positiva à integridade do conceito.

Conceito operacional

Em um conceito operacional, que incorpora a origem e a evolução do vocábulo, respeitando, portanto, sua etimologia e, principalmente, o uso que os profissionais da área fazem dessa palavra, *saúde* é o bom funcionamento do organismo, em equilíbrio com o ambiente, incluindo as funções orgânicas e mentais, tanto sob o aspecto individual quanto sob o coletivo.

Por derivação direta, *Saúde* é também a área do conhecimento que se ocupa desse fenômeno, estudando a conquista, preservação, proteção, prevenção, manutenção e recuperação das boas funções fisiológicas, sempre levando em conta o corpo e a mente e os aspectos individual e coletivo; além disso, é o conjunto de especialidades profissionais a ela relacionadas.

O conceito operacional da palavra é o resultado direto da evolução e do uso cotidiano dela, fazendo parte, assim, de sua evolução etimológica.

É no sentido operacional que usamos a palavra em expressões como profissional de Saúde; Saúde pública; Casa de Saúde; Ministério da Saúde; Secretaria da Saúde; plano de saúde; seguro saúde; gestão em Saúde, etc.

Na atualidade, a área da Saúde é considerada um campo de aplicação de arte, ciência e técnica, formando uma complexa rede colaborativa de muitos enfoques especializados para prevenção, preservação, proteção, recuperação e manutenção da saúde nos âmbitos individual e coletivo. Dela fazem parte disciplinas, ciências e profissões em caráter transdisciplinar e multiprofissional, organizados em forma de sistema.

Dispneia

Sensação de falta de ar.

Prurido

Coceira.

Discinesia

Distúrbio motor em que os movimentos ficam anormais ou são involuntários.

Ataxia

Falta de coordenação dos movimentos musculares ou de equilíbrio.

Anosmia

Diminuição ou perda do olfato.

Saúde individual

Considerada em termos substanciais, a *saúde* é uma experiência individual, assim como são os sinais, sintomas e sensações que podem indicar ou acompanhar a sua falta: dor, febre, fraqueza, desconforto, **dispneia**, tosse, náusea, **prurido**, sonolência, insônia, tonturas, vertigens, tremores, medo, ansiedade, tristeza, raiva, depressão, euforia, palidez, vermelhidão, cianose, icterícia, rouquidão, deformidade, déficit, insuficiência, fome, sede, frio, calor, tiques, formigamento, insensibilidade, paralisia, claudicação, **discinesia**, **ataxia**, afonia, incontinência, retenção, constipação, diarreia, inchaço, sudorese, esquecimento, confusão, alucinação, surdez, cegueira, **anosmia**, entre outros.

É assim que falamos em boa saúde, má saúde, melhora do estado de saúde, avaliação da saúde de uma pessoa, etc.

Saúde coletiva e pública

Ao considerar a saúde de um grupo ou de uma população, diz-se que se trata de *saúde coletiva*, *saúde pública* ou outra expressão que indique um conjunto de pessoas. A saúde coletiva se ocupa da saúde em países, estados, cidades, bairros, ruas, eventos e em organizações, como escolas, empresas, igrejas, clubes, forças militares e planos de saúde, entre outras.

A Saúde Pública, por sua vez, é a área do conhecimento que estuda a saúde de populações, partindo de um enfoque relacionado aos poderes políticos da sociedade, o poder público. Avalia indicadores, índices e taxas relativos a um conjunto de pessoas, para obter uma avaliação do estado de saúde do grupo ou da coletividade como um todo; recolhe informações dos grupos para definir e planejar ações coletivas de Saúde; organiza sistemas e serviços de Saúde; realiza ações de vigilância e orienta múltiplas intervenções governamentais. Diversos ramos do conhecimento participam dessa construção, como a Matemática, Estatística, Epidemiologia, Medicina Preventiva e Social, Sociologia, História, entre outros.

CAPÍTULO 2

O processo saúde-doença

Existem palavras cujo significado todos conhecem, mas, se procurarmos uma definição exata para elas, encontraremos muita dificuldade nessa empreitada. A palavra *doença* é uma delas.

Doença: conceito e diferenciações

Em diferentes graus e em distintas circunstâncias, todos nós já nos sentimos doentes algumas vezes na vida. Em certas ocasiões, acordamos indispostos, com falta de energia para começar as atividades do dia e com algum grau de fraqueza – os médicos chamam isso de *adinamia* –, quando a única vontade é continuar na cama. Em outros momentos, algo que comemos pode nos causar náuseas e dores abdominais, entre outras consequências. Às vezes, temos febre e experimentamos mal-estar, suores e calafrios ou sentimos calor excessivo. Alguns acidentes podem causar cortes, fraturas e outras lesões, trazendo a sensação de estarmos doentes.

Assim, chamamos *doença* o mau funcionamento do organismo ou de parte dele, associado, em maior ou menor grau, a determinados sinais, sintomas e a uma ou mais causas específicas. De modo simplificado, podemos entender que os *sinais* são tudo aquilo que podemos perceber com os sentidos, como a vermelhidão na pele, que podemos ver; o chiado no peito, que é possível escutar; e o calor da febre no corpo, que podemos sentir ao toque. Já *sintoma* é o que sentimos, como fraqueza, dor, coceira, entre outras manifestações.

Quando determinados sinais e sintomas aparecem em grupo, relacionados sempre a uma ou mais causas detectáveis, podemos chamar esse conjunto de sinais e sintomas de *doença*. Assim, espirros, tosse, escorrimento nasal de líquido incolor e febre ocasional, com início associado ao contato prévio com uma pessoa que apresentava sinais e sintomas parecidos, podem ser considerados um conjunto sugestivo de resfriado comum, uma infecção de vias aéreas superiores de causa viral que é resolvida espontaneamente em poucos dias.

Do mesmo modo, um paciente adulto e obeso, que em um intervalo de alguns dias comece a apresentar aumento na frequência urinária, sede e fome muito maiores do que o habitual e sentimento inexplicável de fraqueza, tudo isso associado a valores anormalmente elevados de glicose sanguínea, detectados por exames laboratoriais, pode estar com uma doença chamada diabetes mellitus tipo 2. Em um caso assim, deve-se procurar o médico, profissional responsável pelo diagnóstico diferencial entre as possibilidades de doenças que esse quadro de sintomas sugere, que determinará se o sujeito realmente é diabético e estabelecerá a terapêutica adequada. Sem uma formação específica e experiência no assunto, deve-se evitar sempre o autodiagnóstico e a automedicação.

Nos dois exemplos mencionados, mostramos uma doença de origem infecciosa, o resfriado comum, e outra de tipo metabólica, o diabetes mellitus tipo 2, que pode ter múltiplas causas.

Conforme os sinais, sintomas e causas apareçam sempre associados, o conjunto pode ser considerado uma doença. A complexidade do assunto, no entanto, exige cuidados, pois há fases de doenças em que não se notam os sinais e sintomas, mas o processo patológico já teve início, como em alguns tipos de câncer. Há, ainda, mesmos sinais e sintomas presentes em um grande número de doenças e condições mórbidas diferentes. E existem até algumas doenças que podem passar despercebidas, por serem assintomáticas, até a sua primeira manifestação, que, em determinadas circunstâncias, pode ser inclusive a morte súbita, como ocorre em certos casos de doenças cardíacas e aneurismas cerebrais, por exemplo.

Quando as ciências médicas identificam uma doença, ela passa a ser chamada por um nome - Alzheimer, pneumonia, insuficiência renal, por exemplo -, que pode ser uma palavra utilizada no vocabulário comum das comunidades ou o resultado de um batismo científico, relacionado a sua sintomatologia, causas, manifestações, local do organismo do surgimento ou de maior grau de dano, ou ao nome de um dos seus descobridores ou portadores, entre outros elementos. Geralmente as doenças estão associadas a uma ou mais especialidades das ciências médicas.

Nunca é demais lembrar que processos naturais, como o envelhecimento e a gravidez, por exemplo, não são doenças. Embora possam revelar ou exacerbar condições patológicas preexistentes ou desencadear doenças em indivíduos suscetíveis, ambos devem transcorrer com o acesso permanente e continuado a um sistema de Saúde adequado e completo e, na ausência de doenças ou riscos, podem se desenvolver de modo saudável, sem maiores problemas.

O estabelecimento de uma doença no organismo é, regra geral, influenciado por uma multiplicidade de circunstâncias e condições. Dessa forma, pessoas diferentes podem ser expostas aos mesmos agentes causais e apresentarem respostas completamente diferentes quanto ao adoecimento. Assim, diversas pessoas podem ter contato com um mesmo vírus responsável pelo resfriado comum, por exemplo, e cada uma delas desenvolver sintomas totalmente diversos das outras ou nenhum sintoma a essa mesma experiência. Sabemos que há pessoas que, em contato com um indivíduo resfriado, logo contraem a doença, enquanto outras não apresentam nenhuma manifestação dessa enfermidade. Isso acontece porque a instalação e o desenvolvimento das doenças estão relacionados a um conjunto ilimitado de fatores. O patrimônio **genético**, o sexo, a idade, a constituição física, o estado nutricional, o

Genético

Relativo aos genes que constituem o organismo.

grau de hidratação, o funcionamento do sistema imunológico, os níveis de certos hormônios, os hábitos, os graus de estresse, a interação com o meio ambiente e as doenças e os estados mórbidos que cada um experimentou anteriormente são, entre outros, alguns elementos que atuam para resultar em sensibilidades diferentes, em diversos indivíduos, ao adoecimento. Por causa de tudo isso, uma doença pode ter sintomatologia mais severa para algumas pessoas, mas mais leve, ou até ausente, para outras.

Algumas doenças só se instalam se o indivíduo apresentar algumas características favoráveis a essa ocorrência. Em alguns casos, portanto, há doenças que só ocorrem em quem tiver determinada condição genética, física, imunológica, nutricional, hormonal, etária, social, ambiental ou outra que seja indispensável ao surgimento e desenvolvimento da enfermidade. Esse fenômeno em que o indivíduo apresenta alguma característica indispensável – ou ao menos favorável – para a instalação de alguma doença chama-se *suscetibilidade*, e a pessoa que o apresenta é denominada *suscetível*.

A doença pulmonar obstrutiva crônica, muito relacionada ao tabagismo, por exemplo, não avança significativamente em alguns indivíduos não suscetíveis. O conjunto de danos ao fígado causados pelo alcoolismo na forma de cirrose hepática exige determinadas condições para seu desenvolvimento: a quantidade de álcool ingerido, a frequência dessa ingestão, o período em que essas condições se mantêm e a suscetibilidade do paciente para tornar-se etilista crônico. É nesse sentido que podemos falar em doenças de crianças, de idosos, de homens, de mulheres, de etilistas, da pobreza, etc.

Por essas razões, costumamos dizer que, embora chamemos de *doença* um mesmo conjunto de sinais e sintomas, associado sempre a uma ou mais mesmas causas, e com evolução semelhante nos grupos de indivíduos, na realidade observacional da clínica não encontramos as doenças como entidades concretas, mas sim a reação a elas de cada pessoa nos seus moldes e características. Ou seja, no mundo concreto não existem propriamente *doenças*, mas *doentes*, cada qual com a sua própria evolução e respostas idiossincráticas ao processo patológico.

Essas características estão presentes em todos os tipos de doenças, em maior ou menor grau.

Embora a doença seja um mau funcionamento do organismo, nem toda disfunção orgânica pode ser chamada assim. Se alguém está em um ambiente muito frio para a manutenção das funções vitais, por exemplo, vai apresentar múltiplas deficiências funcionais e, dependendo do período que a situação durar, poderá até morrer. Mas não chamaremos esse processo de doença, pois isso ocorre em muitas outras situações **deletérias** ao organismo e à vida, como afogamento, queimaduras, calor excessivo, ausência de oxigênio, grande pressão atmosférica, radiação, entre outras.

Deletéria

Refere-se àquilo que é prejudicial à saúde; nocivas.

Há circunstâncias sociais, geográficas ou de outras naturezas que podem originar doenças. Algumas formas de desnutrição, por exemplo, acometem preferencialmente populações mais pobres, que não conseguem ter uma alimentação adequada. A falta de alguns nutrientes, ausentes no solo e, portanto, nos alimentos de certas regiões, também pode causar carências patológicas, por exemplo, o **bócio** endêmico, resultado de uma dieta pobre em iodo.

Bócio

Aumento do tamanho da glândula tireoide.

Portanto, não são apenas as doenças que colocam a saúde em risco, mas acidentes, agressões do meio externo e outras condições desfavoráveis também podem danificar a saúde e até causar a morte.

Patologia

O ramo da ciência que estuda os mecanismos das doenças e os demais processos danosos ao organismo chama-se *patologia*. Nessa disciplina procura-se conhecer os elementos anatômicos e fisiológicos das causas, assim como as características e a evolução das doenças. No estudo da patologia, utiliza-se a observação macroscópica e microscópica de moléculas, células, tecidos e órgãos doentes – a sua forma – associada sempre à descrição da sua fisiologia – o funcionamento –, para descobrir e descrever os mecanismos das doenças.

Um processo orgânico que não está relacionado a doenças nem a fatores nocivos é chamado de *fisiológico*. Um processo doentio recebe o nome *patológico*. O estudo ou a descrição dos mecanismos anatômicos, fisiológicos, biofísicos e bioquímicos dos processos patológicos é a *fisiopatologia*.

A patologia revela que, em geral, uma doença se apresenta com causas determinadas e, se não houver intervenção no processo, evolui mais ou menos da mesma maneira e em um mesmo intervalo de tempo para os grupos de pacientes, constituindo o que chamamos de *história natural da doença*. Assim, a história natural do diabetes, por exemplo, em um paciente que não se submeta a nenhum tratamento, é a evolução mais ou menos previsível da hiperglicemia (altos níveis de glicose no sangue) para lesões nos órgãos-alvos (artérias, rins, retina e coração, entre outros), complicações da doença (gangrena nos dedos dos pés, cegueira e insuficiência renal, por exemplo), eventos adversos (como infartos e derrame), declínio da saúde e, eventualmente, a morte. Além de prevenir o surgimento das condições patológicas, as intervenções em saúde procuram provocar alterações desejáveis na história natural da doença.

Quanto à sua localização de início, as agressões ao organismo podem ser classificadas como de causas internas ou externas, provenientes de processos iniciados dentro ou fora do corpo, respectivamente.

Causas

As ciências da Saúde estão repletas de complexidade e exceções, mas, de modo geral, as doenças podem ter uma ou mais causas, as quais podem ser de uma ilimitada variedade de espécies. Assim, muitas moléstias têm mais de um fator de origem, sendo classificadas como multicausais ou multifatoriais.

Como vimos, tradicionalmente, as causas das doenças são divididas em internas e externas, quer tenham início no interior do próprio organismo, quer venham de fora dele, respectivamente. A patologia fala em fatores intrínsecos, para os internos, e adquiridos, para os externos, como os infecciosos, nutricionais, químicos, físicos, etc. Por mais detalhadas que sejam, essas definições já não conseguem abranger a complexidade dos fenômenos patológicos.

Há doenças que contam com componentes externos, como o fumo na aterosclerose e no câncer, por exemplo, mas que só se manifestam de acordo com alguma suscetibilidade familiar ou até individual do paciente, o que seria um fator interno, tornando difícil sua classificação quanto a componentes. Consequentemente, não é fácil identificar as causas da maioria das enfermidades. Contudo, de modo simplificado e esquemático, podem-se resumir as principais causas das doenças em genéticas ou hereditárias, **congênitas**, infecciosas, parasitárias, nutricionais, toxicológicas, autoimunes, ambientais, acidentais, ocupacionais, comportamentais e metabólicas, entre outras.

Congênito

Adquirido na vida intrauterina; pode ou não ser hereditário.

Nossa constituição corporal e funcional é inicialmente determinada desde a concepção e resultará da atividade dos nossos genes, passa pelas condições da gestação, pois muitas doenças e condições desfavoráveis podem ser adquiridas na vida intrauterina - e nem tudo o que se adquire nessa fase é genético -, segue pelas circunstâncias e condições do parto e continua pela infância, adolescência, vida adulta e velhice, sendo reflexo das condições nutricionais, ambientais e sociais pelas quais passamos durante a vida.

Portanto, a boa saúde é resultado da conjunção extremamente complexa de fatores que, para ser alcançada, exige o concurso de processos de prevenção, proteção, manutenção e recuperação, e que oscila ao longo do tempo. Felizmente, os organismos contam, como vimos anteriormente, com mecanismos para atuar nesse sentido, incluindo o ilimitado rol de nossas ações racionais e conscientes. Além disso, os sistemas ambientais e ecossistemas também têm mecanismos de autocorreção e estão sujeitos à ação humana voluntária.

Genótipo

Conjunto de genes que constituem um indivíduo.

O **genótipo** é a totalidade de genes que o ser vivo recebeu na concepção e se configura na primeira construção do organismo. O genótipo vai determinar uma parcela significativa da saúde do indivíduo. Contudo, nem todos os genes recebidos vão se expressar, e dos que vão se expressar, nem todos o farão da mesma maneira. O meio ambiente e a nutrição influenciam a expressão gênica. Durante a gestação, além de distúrbios genéticos, as agressões ao embrião e ao feto, como fumo, ingestão de álcool, desnutrição e outras condições de saúde enfrentadas pela gestante, podem determinar muitas doenças.

As condições anteriores, durante e logo após o parto, devem ser avaliadas e controladas, para que seja possível diminuir os riscos para o bebê e para a mãe. Após o parto, a amamentação, a higiene e os cuidados com o bebê também são muito importantes para evitar doenças.

Além das chamadas causas genéticas, gestacionais e perinatais, outras condições ao longo da vida podem ocasionar doenças: má nutrição; má hidratação; ausência ou insuficiência de saneamento básico; exposição a agentes infecciosos e parasitários; ausência de condições de higiene e de hábitos como lavar as mãos e os alimentos; condições inadequadas de habitação e transporte; insuficiente exposição à luz solar; tabagismo; uso de drogas; sedentarismo; má qualidade ou quantidade do sono; exposição inadequada ou excessiva a radiações eletromagnéticas, à poluição ou a outras causas de comprometimento ambiental; falta de acesso a ações preventivas, como campanhas de vacinação; baixa ou nenhuma escolaridade; pobreza; restrições à liberdade individual; deficiências na segurança pública e social; ausência ou insuficiência de relações familiares e de amizade; inatividade profissional; condições ocupacionais adversas; estilos de vida insalubres; más condições de trabalho e do ambiente profissional; ausência ou dificuldades de acesso aos serviços de Saúde. Todos, entre tantos outros e em diferentes graus e medidas, são exemplos de fatores capazes de provocar ou favorecer o surgimento e desenvolvimento de doenças.

Por envolver estados orgânicos, mentais e culturais, a partir de elementos biológicos, físicos, químicos, familiares, sociais, históricos, culturais, ocupacionais, econômicos e ambientais, o processo saúde-doença é multidimensional, e sua abordagem tem maiores chances de êxito se for realizada com enfoque transdisciplinar e multiprofissional.

De fato, os indicadores de saúde e de doença diferem conforme se alterem algumas variáveis, como sexo, idade, classe social, faixa de renda, nível educacional, região geográfica, condições ambientais, época do ano e elementos que destacam a multidimensionalidade do fenômeno.

O processo saúde-doença, quando tomado em sua perspectiva multidimensional, mostra que o adoecimento não é apenas o mau funcionamento do organismo ou de parte dele, mas pode representar algum desequilíbrio entre o organismo e o ambiente, considerados nesse processo os elementos biológicos, físicos, mentais, sociais e culturais.

CAPÍTULO 3

Atenção e assistência à Saúde

O processo saúde-doença enseja a necessidade de atuação a fim de prevenir, proteger, promover, manter e recuperar a saúde, combatendo doenças e demais condições mórbidas, assim como os desequilíbrios que as promovem e desenvolvem.

Tudo aquilo que se faz para atender às necessidades da saúde, possibilitando sua promoção, proteção, manutenção e recuperação, recebe o nome de atenção à Saúde. Assim, essa expressão engloba serviços, ações e sistemas de Saúde. Estamos nos referindo a ela quando falamos em sistema de Saúde, programas de Saúde, campanhas de Saúde, plano de Saúde, legislação da Saúde, profissionais da Saúde, procedimentos, hospitais, clínicas, **consultórios** e quaisquer outras ações empreendidas para servir aos propósitos da Saúde.

Consultório

Local onde rotineiramente acontece a consulta entre o profissional de saúde e o paciente.

Falamos em *assistência à saúde*, por sua vez, ao nos referirmos a qualquer forma de atendimento aos usuários da Saúde. Assim, todo profissional que presta atendimento à população, direta ou indiretamente, trabalha na assistência à saúde. Nas organizações de Saúde, aqueles que trabalham na sua atividade principal, ou seja, na prestação de saúde, são chamados de trabalhadores *assistenciais*; enquanto aqueles que atuam nas atividades-meio, isto é, as que possibilitam a execução das atividades-fim, como a administração e os serviços de apoio, por exemplo, são classificados como *gerenciais* ou *de apoio*.

Níveis de atenção

A atenção à Saúde no Brasil é classificada em três níveis, de acordo com a **complexidade** do atendimento, o que envolve o estado clínico do paciente, a formação e a quantidade dos profissionais envolvidos, as instalações e os equipamentos necessários e, por fim, as exigências administrativas e os custos de toda a operação.

Complexidade

Conjunto de dados, elementos e partes que compõem o atendimento ou o serviço; grau de dificuldade; envolve os recursos físicos, materiais, de pessoal, financeiro, entre outros.

Atenção primária

Falamos em *atenção primária* quando nos referimos ao atendimento básico, de menor complexidade, incluindo a prevenção. Esse nível se caracteriza pelas ações e pelos serviços de menor complexidade, que dispõem de profissionais com formação básica e de equipamentos e instalações mais simples, como consultórios, **ambulatórios**, unidades básicas de Saúde (UBSs), postos de Saúde, locais de atendimento **emergencial**, como os serviços de pronto atendimento (PA) e pronto-socorro (PS) em domicílio ou nos locais de trabalho e lazer da população.

Ambulatório

Conjunto de consultórios.

Emergencial

Aquilo que não pode esperar, que deve ser atendido imediatamente.

Em casos excepcionais, as unidades destinadas à atenção primária podem vir a executar atendimentos de mais complexidade. Também excepcionalmente, o atendimento primário pode ser oferecido nos locais determinados para atenção em níveis mais complexos. Consultas e atendimentos não especializados, procedimentos simples, vacinação, **puericultura**, orientações de saúde e apoio a campanhas e demais ações de saúde básica estão entre os atendimentos mais frequentes do nível de atenção primário.

Puericultura

Cuidados preventivos e curativos direcionados às crianças recém-nascidas e pequenas.

Tradicionalmente, a prática da Saúde registra que o nível primário é responsável pela maior parte das necessidades da área, podendo resolver entre 70% e 80% da demanda. Além da capacidade resolutiva para alcançar a maior parcela da população, a atenção primária tem a vantagem de acarretar custos bem menores do que os outros níveis e de atender à população em fases iniciais dos processos patológicos, antes que as doenças comecem a apresentar complicações. Por essas características, é conveniente que as unidades básicas existam em grande número, localizadas o mais próximo possível dos locais de residência ou de trabalho da população.

Atenção secundária

A atenção *secundária* é aquela que envolve um nível de complexidade intermediário na atenção à Saúde. Desse modo, as condições clínicas dos pacientes já apresentam algum grau de evolução e complicação. Além disso, o atendimento exige equipes mais numerosas e profissionais com formação mais especializada. As instalações e os equipamentos são mais complexos e o aporte tecnológico passa a ter papel mais relevante. A gestão dos serviços é mais complicada e os custos da operação são mais elevados do que no nível primário, já que a atenção secundária acontece preferencialmente em consultórios muito equipados, clínicas complexas e hospitais de pequeno e médio portes, embora possa, excepcionalmente, ser praticada em serviços destinados a outros graus de complexidade. No nível secundário são realizados exames e consultas especializadas e procedimentos e cirurgias de pequeno e médio portes. Deve-se estar preparado para atender a aproximadamente de 10% a 20% das necessidades de Saúde de uma população.

Atenção terciária

É o nível de atenção de maior complexidade. Atende casos mais complexos, com maior comprometimento do estado de saúde do paciente e envolvimento de grandes equipes de profissionais com formações altamente especializadas. Ocorre em hospitais bem equipados, de médio e grande portes. Utiliza-se sofisticada estrutura física e de equipamentos e realizam-se cirurgias, procedimentos e tratamentos complexos, além de exames avançados e outras ações complicadas de Saúde. Por esse motivo, apresenta custos elevados e crescentes. A expectativa é de que a atenção terciária atenda, em média, de 5% a 15% das necessidades de uma população.

"Atenção quaternária"

Às vezes, fala-se em *atenção quaternária* para se referir a protocolos experimentais ou de pesquisa científica em Saúde. Contudo, essa terminologia não está prevista no Sistema de Saúde brasileiro, sendo, portanto, apenas oficiosa.

De fato, como os níveis de atenção estão classificados por níveis de complexidade - sendo o primário o de menor grau; o secundário, o de posição média; e o terciário, o de maior nível, não há como se falar em complexidade maior do que o maior nível. O termo "quartenário" permanece em uso por profissionais de certos centros ou núcleos de pesquisa apenas como um jargão profissional, não como um termo tecnicamente correto e utilizado oficialmente.

Momentos da atenção

Quando alguém apresenta determinado problema de saúde, como uma doença ou outra condição clínica prejudicial, a intervenção necessária se situa em um de cinco momentos possíveis: prevenção, diagnóstico, terapêutica, recuperação e reabilitação.

Prevenção

A prevenção é a ação adotada antes da instalação do processo patológico ou da manifestação das doenças ou de condições mórbidas. As ações de Saúde que se situam nessa faixa são chamadas *prevenção*. Nessa fase, utilizam-se diversos conhecimentos, ações e tecnologias para evitar a chegada da doença ou a instalação da condição adversa à saúde.

É extenso o arsenal de ações preventivas, entre as quais pode-se destacar: educação, informação, treinamentos, campanhas, vacinação, vigilâncias epidemiológica e sanitária, ações de higiene, saneamento básico, orientação nutricional e dietética, atividade física, qualidade de vida e intervenções medicamentosas e por procedimentos de diversas naturezas, etc.

A prevenção preserva o paciente com nenhum ou com o menor dano possível e apresenta grandes vantagens no que se refere a fatores como qualidade de vida, tempo e custos. São três os níveis de classificação da prevenção, descritos a seguir.

A prevenção é classificada como *primária* quando as medidas ou ações a serem adotadas incidem especificamente no período que antecede o surgimento ou a eclosão da enfermidade. O saneamento básico, a vacinação e o controle de vetores, como os mosquitos, são alguns exemplos deste nível preventivo.

A prevenção é dita *secundária* quando as medidas e ações têm por finalidade impedir ou retardar a evolução ou o agravamento de doenças já existentes ou identificadas. Exames de glicemia, dosagem sanguínea de colesterol e hemoglobina glicosilada em diabéticos em tratamento, para orientar medidas protetivas e de controle, por exemplo, podem ser classificados como atos de prevenção secundária.

A prevenção *terciária* tem como objetivo reabilitar o paciente após a fase terapêutica, reajustá-lo ou prepará-lo para as suas novas fases ou condições de vida. São exemplos desse nível a preparação para a utilização de órteses e próteses e certas intervenções específicas de fisioterapia e terapia ocupacional.

Diagnóstico

Quando surgem sinais, sintomas ou quaisquer outros indicativos de que um processo patológico ou condição adversa à saúde está se instalando, ou já está instalado, o primeiro passo é procurar saber o que, de fato, está acontecendo. Só assim as medidas mais eficientes e adequadas podem ser tomadas para enfrentar a situação.

A fase em que se busca saber o que está ocorrendo com a saúde e determina-se a doença ou condição que está presente é o *diagnóstico.* Ele orienta como se deve agir para alcançar os melhores resultados possíveis e com o maior grau de segurança. Para que seu resultado seja satisfatório, é preciso conseguir a maior quantidade possível de informações relevantes por meio de um interrogatório detalhado do paciente

Anamnese

Palavra de origem grega que significa literalmente "trazer à memória". É a entrevista do profissional de Saúde com o paciente, compondo a fase inicial da pesquisa diagnóstica.

Nosológico

Relacionado à parte da medicina que se dedica ao estudo e à classificação das doenças.

(**anamnese**). Além disso, é necessário fazer um minucioso exame físico e mental do paciente e, por fim, executar exames complementares, utilizando equipamentos tecnológicos de análises bioquímicas e de imagens. Após o percurso cuidadoso desse trajeto, o profissional capacitado terá condições de definir as hipóteses diagnósticas que deverão orientar o tratamento.

O estabelecimento do diagnóstico **nosológico** envolve o diálogo entre o médico e o paciente ou, na impossibilidade de o paciente se expressar, de seu responsável ou acompanhante. Nessa fase, há a apresentação da queixa principal que leva o paciente ao serviço de Saúde, durante a qual ele responderá ao profissional sobre os sinais e sintomas que o preocupam. O diálogo evolui para uma compreensão mais detalhada da história dessa queixa e do histórico pessoal do paciente, por meio de um questionamento técnico e orientado. Nessa etapa é muito útil que o paciente saiba responder sobre o surgimento e a duração dos sinais e dos sintomas. O profissional perguntará sobre inúmeras variáveis que podem ter relação com a queixa, como histórico familiar do paciente; seus hábitos alimentares, pessoais e de sono; doenças e tratamentos por que já passou; rotina de trabalho, lazer e relacionamentos pessoais e afetivos; condições de moradia e transporte. O paciente também será questionado sobre o funcionamento do seu organismo, como os sistemas respiratório, digestório, excretório, circulatório e nervoso. Quanto mais completos e minuciosos forem o interrogatório e as respostas, mais municiado estará o médico para orientar suas hipóteses diagnósticas. Depois do interrogatório e da anamnese, é a vez do exame físico.

Da cabeça aos pés do paciente, o profissional fará um exame físico direto, em busca de correlacionar os achados com os dados da entrevista clínica. No exame físico, o examinador utiliza quase todos os seus sentidos, principalmente a visão, na inspeção corporal; a audição, na ausculta; o tato, na palpação e percussão – que também envolve a audição –; e o olfato, em busca de odores característicos. Nessa procura ele poderá municiar-se de equipamentos auxiliares como o estetoscópio, para ausculta pulmonar, cardíaca, arterial e abdominal; o esfigmomanômetro, para medição da pressão arterial; o otoscópio, para visão de estruturas pelos canais auditivos; o oftalmoscópio, para observação dos olhos; o termômetro, para medição da temperatura corporal; entre outros.

O interrogatório, a anamnese e o exame físico são, juntos, responsáveis pelo maior peso na determinação das hipóteses diagnósticas. Para confirmá-las ou afastá-las, chega-se à terceira etapa da consulta: a solicitação de exames complementares. Os exames podem ser de laboratório, como hemograma, sorologia ou dosagem de algum hormônio; de imagem, como radiografia, ultrassonografia, tomografia computadorizada ou ressonância nuclear magnética; de função, como os de função pulmonar; ou de biópsia, além de outras modalidades.

Após a passagem analítica por essas três etapas para a elaboração do diagnóstico, chegamos ao momento de definir a terapêutica.

Terapêutica

Uma vez estabelecido o diagnóstico, pode-se determinar com mais precisão como enfrentar a condição danosa à saúde. A terapêutica, ou tratamento, é a ação ou conjunto de ações destinadas a proteger, manter ou restabelecer a saúde do paciente. Pode ser medicamentosa, cirúrgica, dietética, fisioterápica ou de qualquer outra natureza preconizada pelas ciências da Saúde. Muitas vezes, associam-se duas ou mais dessas ações para obter melhores resultados.

Recuperação

Após o fim da terapêutica – e muitas vezes antes dela –, o paciente entra em uma fase na qual começa a se recuperar das consequências da doença ou do próprio tratamento. É a recuperação, período em que o paciente deve adotar determinados comportamentos destinados a proporcionar seu completo restabelecimento.

Reabilitação

Muitas vezes, durante ou após a terapêutica, o paciente inicia um conjunto de ações destinado a propiciar sua recuperação, tendo em vista a prevenção ou a eliminação de algum **déficit** ou **sequela** resultantes da doença ou da terapêutica. A reabilitação também se destina a proteger,

Déficit

Deficiência, falta.

Sequela

Problema, lesão ou deficiência que se segue a uma doença, ferimento, intervenção ou tratamento.

recuperar, melhorar ou desenvolver alguma função ou capacidade e a contribuir com a retomada da vida social e rotineira do paciente. A reabilitação pode ser adotada por um período determinado ou prosseguir por toda a vida do paciente, dependendo do caso.

Serviços de Saúde

Os chamados *serviços de Saúde* são os locais onde, na maioria das vezes, acontecem as ações de Saúde. Cada um deles tem características e finalidades específicas, e sua escolha é determinada por razões de conveniência clínica, técnica, operacional, prática e financeira.

Não se deve confundir a expressão *serviços de Saúde* com *prestação de serviços em Saúde*. Enquanto a primeira é, como já mencionado, a designação genérica dos locais nos quais acontecem as ações, a segunda é a realização de atos que atendam às necessidades de pessoas ou organizações.

A prestação de serviços, na atividade profissional, é a utilização de recursos, engenho e capacidades para a realização de benefícios específicos para os outros, atendendo a seus desejos ou suas necessidades.

Profissionais da Saúde

Se, no passado, era possível contar nos dedos as profissões que atuavam na Saúde, hoje a complexidade de tarefas e a trandisciplinaridade característica da área tornam muito difícil elencar a totalidade dessas profissões.

É grande e variada a gama de profissionais que contribuem para a construção da Saúde: médicos, enfermeiros, cirurgiões-dentistas, farmacêuticos bioquímicos, fisioterapeutas, fonoaudiólogos, psicólogos, nutricionistas, biólogos da modalidade médica (biomédicos), educadores físicos, assistentes sociais, médicos veterinários, terapeutas ocupacionais, optometristas, engenheiros clínicos, gerontólogos, administrador de Saúde, arquitetos e engenheiros hospitalares, técnicos de enfermagem, técnicos em radiologia, técnicos em patologia, técnicos de gesso, técnicos em análises clínicas e outros técnicos em Saúde, advogados especializados em Saúde, tecnólogos em Saúde, físicos médicos, e um crescente contingente de profissionais, entre especialistas, tecnólogos e técnicos, que continuam a surgir no campo de trabalho.

A ação básica de Saúde é a *consulta*, feita por diversos profissionais com características, objetivos e métodos diferentes. O ambiente clássico para que a consulta se realize é o *consultório* ou o *ambulatório*, embora possa ocorrer em cenários diversos, como em domicílio ou no leito hospitalar, por exemplo.

Na Saúde pública, os ambulatórios estão nos chamados postos de Saúde ou UBS, nos Centros de Saúde e nos ambulatórios de especialidades. O posto de Saúde e a UBS costumam contar também com outras instalações e equipamentos planejados para dar assistência primária à Saúde.

O PA e o PS são unidades destinadas a proporcionar o atendimento em casos de urgência e emergência. Como regra geral, nem o PS nem o PA oferecem consultas. O atendimento rápido e limitado tem como objetivo proporcionar alívio ou retirar o paciente da condição emergencial em que se encontra, sem o propósito de diagnosticar ou tratar por completo uma doença ou condição patológica.

Laboratórios de análises clínicas são destinados a oferecer apoio às atividades de diagnóstico e terapêutica por meio de exames bioquímicos e análises de matérias biológicos, como hemograma, exame de urina e biópsia. Na lógica do sistema, unidades ampliadas, que têm a capacidade de realizar vários desses tipos de exame, recebem o nome de Serviço de Apoio Diagnóstico e Terapêutico (SADT).

O hospital é o componente de maior complexidade do sistema de Saúde, sendo uma unidade composta de diversos ambientes, equipamentos e profissionais destinados a oferecer assistência em saúde a pacientes internados. O hospital pode ser classificado como *geral*, quando se dedica a várias especialidades médicas, ou *especializado*, quando atende especificamente a uma ou poucas áreas médicas correlatas. Exemplos de hospitais gerais são os hospitais de clínicas, presentes em várias localidades; já os hospitais cardiológicos, ortopédicos, pediátricos e psiquiátricos são exemplos de hospitais especializados.

Muitos tipos de serviços de Saúde são criados e aperfeiçoados conforme avançam as ciências médicas, as técnicas e práticas em Saúde, as necessidades da sociedade, as tendências assistenciais e a legislação específica da área. A *desospitalização*, por exemplo – ideia que procura reduzir ao mínimo a ida dos pacientes aos hospitais e o tempo de permanência nesses locais –, resultou no desenvolvimento de conceitos como o uso do *hospital-dia* e da atenção domiciliar.

A administração hospitalar enfoca o hospital como uma organização de altíssima complexidade que deve ser gerida de acordo com modernos conceitos científicos e de gestão. Dessa perspectiva, a organização hospitalar apresenta grupos de atividades e profissionais com características próprias que devem atuar de modo integrado e cooperativo.

Assim, é possível visualizar no hospital um complexo conjunto de atividades, que podem ser elencadas e descritas do seguinte modo:

- **Atenção direta ao paciente**: setor que representa a atividade-fim da organização, exemplificado por serviços como enfermaria, onde ficam os pacientes internados; unidade de tratamento intensivo (UTI), que recebe os internados que necessitam de atenção intensiva; emergência; centro cirúrgico; centro obstétrico, etc.
- **Apoio ao diagnóstico e à terapêutica**: serviços como laboratório, patologia clínica e diagnóstico por imagem, além de muitos outros.
- **Apoio técnico**: farmácia, nutrição e dietética – ambos também integram a atenção direta –, epidemiologia, arquivo médico, etc.
- **Apoio logístico**: engenharia e arquitetura, lavanderia, limpeza, materiais, zeladoria, segurança, entre outros.
- **Apoio gerencial**: composto de áreas como administração, finanças, gestão de pessoas ou recursos humanos, informática, jurídico, etc.

CAPÍTULO 4

Na Constituição, o direito à Saúde: a importância do SUS

As necessidades de Saúde são atendidas de modo mais eficiente quando estão organizadas em forma de sistema. Nesse modo de estruturação, é possível **hierarquizar** o atendimento e os serviços de Saúde, por exemplo, de acordo com sua complexidade e fluxo. Assim, é possível oferecer ações nos três níveis de atenção e colocar à disposição do usuário todos os equipamentos necessários.

Os primeiros serviços de Saúde que chegaram ao Brasil foram os hospitais de campanha, que vieram com os navegadores e religiosos portugueses ainda no século XVI. Ao desembarcarem aqui, eles encontraram a medicina do tipo **xamânico** ou de curandeirismo, praticada pelos *healers* indígenas.

O hospital mais antigo do Brasil, que ainda hoje está em funcionamento, é a Santa Casa de Santos, no litoral do estado de São Paulo, batizada inicialmente de Hospital de Todos os Santos. A instituição foi fundada

Hierarquizar

Colocar em ordem de importância; estabelecer em escala de valores, importância, complexidade ou autoridade.

Xamânico

Em determinados povos, xamã é indivíduo que manifesta supostas faculdades mágicas, curativas ou divinatórias.

Misericórdia

Sentimento de indulgência e solidariedade; dar a quem precisa.

Filantropia

Amor às pessoas; generosidade e benemerência.

Confessional

Relacionado a igrejas ou a organizações religiosas.

Recrudescimento

Crescimento; aumento.

Sanitarista

Profissional dedicado aos problemas coletivos da saúde das populações.

por Brás Cubas (1507-1592), em 1543. O atendimento era direcionado aos doentes, feridos e necessitados, de acordo com o conceito católico de **misericórdia**, que até hoje fundamenta a atuação das Santas Casas no país.

Por séculos, a medicina praticada no Brasil seguiu o modelo trazido pelos europeus de prática liberal associada à misericórdia – e depois à **filantropia** – das Santas Casas. A partir do século XVIII, além do modelo **confessional**, os hospitais militares começam a se consolidar no país. Até o século XIX, o principal problema da Saúde no Brasil eram as pestes, caracterizadas por doenças infecciosas, principalmente a febre amarela, a malária, a peste bubônica e a varíola. Durante esse período, as ações de Saúde eram pontuais, voltadas especificamente para a resolução de problemas imediatos em locais específicos do território nacional, sem que houvesse uma verdadeira política de saúde, ou seja, organizada, constante e abrangente.

Com o crescimento e o adensamento da população, experimentados a partir do final do século XIX, as epidemias e endemias se consolidam na primeira posição entre as necessidades da saúde nacional. No começo do século XX, o combate a esses males experimenta um **recrudescimento**, e o poder central republicano acelera seu envolvimento na área da Saúde.

A rápida e desordenada expansão urbana, resultado da crescente migração em busca de melhores oportunidades de trabalho nas cidades mais desenvolvidas, e a insuficiência nas estruturas de saneamento básico resultam em condições habitacionais muito desfavoráveis, com pessoas vivendo em moradias aglomeradas, com alta densidade populacional, sem tratamento de água e com esgoto correndo a céu aberto, além de outras circunstâncias igualmente insalubres de trabalho, que acabavam gerando as condições ideais para o aparecimento e a disseminação de doenças.

O governo do presidente Francisco de Paula Rodrigues Alves (1848-1919) nomeou o **sanitarista** Oswaldo Cruz (1872-1917) para coordenar o combate à febre amarela e à varíola na então capital do país, Rio de Janeiro. O médico paulista, criador do Instituto Soroterápico Federal, atual Fundação Oswaldo Cruz (Fiocruz), no contexto do combate à peste bubônica, trabalhou com afinco nessa e em outras campanhas de saneamento, tendo sido um dos responsáveis pela erradicação daquelas doenças no ambiente urbano brasileiro.

Esse período de combate a epidemias e endemias configura uma época de ouro do sanitarismo no Brasil, com a destacada atuação, além de Oswaldo Cruz, de profissionais e pesquisadores como Emílio Ribas (1862-1925), Adolpho Lutz (1855-1940), Carlos Chagas (1879-1934) e Vital Brasil (1865-1950).

Em 1920, o governo federal cria o Departamento Nacional de Saúde Pública (DNSP) para enfrentar os problemas sanitários, oferecer centros de atendimento à população e conduzir ações de Saúde pública. Ocorre também o aumento na oferta de hospitais, com variados regimes jurídicos, entre eles religiosos, públicos, privados e filantrópicos.

A partir da terceira década do século XX, em decorrência do avanço das ideologias coletivistas na Europa, como o fascismo e o comunismo, difundiu-se a ideia de que o poder público deveria se envolver cada vez mais com ações sanitárias e a oferta de serviços de Saúde, acompanhando e amparando a vida do cidadão no maior número de aspectos possíveis, do nascimento até o final da vida.

Cresce a demanda por mecanismos de previdência e assistência social, como as aposentadorias e pensões, incluindo a Saúde e o ensino. Na União Soviética, dissolvida em 1991, acreditava-se que um sistema de Saúde deveria ser único, público, gratuito e universal, e que seu controle deveria ser concentrado nas mãos do Estado.

No Brasil, no período do governo de Getúlio Vargas (1882-1954), foram criados os Institutos de Aposentadorias e Pensões (IAPs), como o Instituto de Aposentadoria e Pensões dos Marítimos (IAPM), o Instituto de Aposentadoria e Pensões dos Industriários (IAPI) e o Instituto de Aposentadorias e Pensões dos Empregados em Transportes e Cargas (IAPTEC), e ampliados os direitos trabalhistas e assistenciais. Em 1960, foi promulgada a Lei Orgânica da Previdência Social e, em 1964, todos os IAPs foram fundidos no Instituto Nacional de Previdência Social (INPS).

Nesse período, a população brasileira experimentou grande crescimento e importantes mudanças em seu perfil epidemiológico, com o aumento na expectativa de vida, a redução da mortalidade infantil e o crescimento da prevalência das doenças degenerativas, como as cardiovasculares e o câncer.

Em 1977, criou-se o Sistema Nacional de Previdência e Assistência Social (SINPAS), agregando organizações como: INPS, Instituto de Administração Financeira da Previdência e Assistência Social (IAPAS), Instituto Nacional de Assistência Médica da Previdência Social (INAMPS), Fundação Centro de Atendimento Socioeducativo ao Adolescente (FUNABEM), Fundação Legião Brasileira de Assistência (LBA), Central de Medicamentos (CEME) e Empresa de Tecnologia e Informações da Previdência Social (DATAPREV).

A Constituição Federal de 1988 adotou e estabeleceu o conceito de seguridade social, que integra em uma só rubrica a assistência social, a previdência e a Saúde.

A Organização Mundial de Saúde (OMS), desde sua constituição, em 1948, considera a Saúde um direito. Em 1978, na cidade de Alma-Ata, na antiga União Soviética e atual Cazaquistão, a OMS realizou, com o Fundo das Nações Unidas para a Infância (Unicef) e outras organizações, a Conferência Internacional sobre Cuidados Primários de Saúde. Esse encontro formulou uma declaração que encampou o conceito de Saúde da OMS, caracterizando-a como um *direito humano* e exortando todos os governos do mundo a adotar a sua organização em bases de um sistema universalizado. Nessa época, organizou-se e atuou no Brasil o movimento da Reforma Sanitária, que pregou a adoção de um sistema de Saúde estatal público, universal, gratuito e integral. As lutas políticas e sociais pela Saúde confluíram para a criação do Sistema Único de Saúde (SUS), na Carta Magna de 1988, que situa a Saúde no título VIII, que trata da ordem social; capítulo II, que se ocupa da seguridade social; e na seção II, especificamente da Saúde, entre os artigos 196 e 200. Foi a primeira vez que a Saúde integrou a Lei Máxima do Brasil e se transformou em um direito garantido a toda a população.

Assim, com base na Constituição Federal, na posterior Lei Orgânica da Saúde e em outras leis ordinárias, o Brasil adota, desde 1988, um sistema de Saúde único, universal, gratuito, de acesso igualitário, regionalizado, hierarquizado, descentralizado, integral, com prioridade para a prevenção, organizado sob duas formas: a principal, pública, e a complementar, privada. A regulamentação, a fiscalização e o controle do sistema cabem ao poder público, que deverá fazê-lo nos termos da lei. O sistema tem competência de controlar e fiscalizar procedimentos, produtos e substâncias de interesse para a Saúde; participar da produção de medicamentos e outros insumos; executar as ações de vigilância epidemiológica e sanitária, incluindo a Saúde do trabalhador; ordenar a formação de recursos humanos em Saúde; formular e executar políticas de Saúde e saneamento; incrementar o desenvolvimento científico, tecnológico e de inovação na área; fiscalizar e inspecionar alimentos, bebidas, águas, produtos psicoativos, tóxicos e radioativos; e colaborar na proteção do meio ambiente e do trabalho.

A adoção do SUS é resultado de longos anos de lutas políticas e sociais de grupos organizados da sociedade brasileira e representa a realização de um ideal de muitos setores da área da Saúde. Além disso, esse sistema é, principalmente na sua parte pública, a única opção de acesso aos serviços de Saúde para grande parte da população brasileira.

Apesar dessas características, é forçoso reconhecer que o sistema apresenta várias imperfeições e insuficiências quando submetido a uma análise crítica. Alguns desses defeitos são simplesmente circunstanciais, podendo ser corrigidos, portanto, por mudanças e ajustes ligeiros e de superfície, enquanto outros são de caráter constitutivo e só poderão ser superados após profundas transformações.

O SUS vive em crise crônica de falta de recursos financeiros, e nem todas as suas fontes de financiamento somadas conseguirão fazer frente às suas necessidades para a realização das promessas que se dispôs a cumprir. Além disso, como toda a máquina estatal brasileira, o sistema sofre com o excesso de burocracia e com a exploração político-ideológica. A corrupção, o aparelhamento partidário e a mercantilização são outras mazelas que parasitam o sistema de Saúde brasileiro. Mas talvez o maior problema do SUS seja a má gestão, uma condição patológica que permite a instalação de todas as outras.

Para ajudar a fortalecer e aperfeiçoar a Saúde brasileira, o Brasil precisa melhorar, além da técnica e cultura da área da Saúde, seus indicadores sociais, econômicos, educacionais, habitacionais, criminais, higiênicos, sanitários e de infraestrutura.

Artigo 196

O artigo 196 da Constituição de 1988 estabelece a Saúde como *direito universal*, ou seja, de todos, sem exceção, e impõe ao Estado o seu cumprimento. É o princípio da *universalidade* do SUS. É claro que o direito que se procura garantir com a palavra *saúde* é, em sentido amplo, o de acesso a ações, serviços e demais componentes da atenção à Saúde e de todo o sistema de Saúde, bem como o de garantia à saúde com qualidade de vida e outros direitos básicos indispensáveis para sua obtenção, manutenção, proteção e recuperação. A obrigação do Estado é garantir esse direito por meio de políticas sociais e econômicas que tenham como objetivo a redução do risco de doença e de outros danos à saúde.

O artigo 196 garante também o acesso igualitário a ações e serviços para a promoção, proteção e recuperação da saúde.

Artigo 197

O artigo 197 estabelece a relevância pública das ações e dos serviços de Saúde e concentra nas mãos do poder público o controle, a regulamentação e a fiscalização. No artigo 197, a norma constitucional admite também que o oferecimento da Saúde pode ser feito diretamente pelo poder público, ou por via indireta, por meio de terceiros: pessoa física ou jurídica de direito privado. Essa parte da norma permite a profissionais e organizações oferecer serviços de Saúde em nome do poder público, desde que formalizado por contrato de direito público ou convênio.

Artigo 198

Este artigo afirma que as ações e os serviços de Saúde estão organizados em rede regionalizada - dividida entre regiões, considerando-se os estados e os municípios - e hierarquizada, ou seja, com a atenção dividida hierarquicamente em primária, secundária e terciária. Esta é a hierarquia de assistência. Já o controle é escalonado em federal, estadual e municipal, em uma espécie de hierarquia administrativa.

O artigo 198 também trata das chamadas *diretrizes* do SUS: *descentralização*, isto é, a existência de direção única em cada uma das três esferas de governo: municipal, estadual e federal; *integralidade*, que é o oferecimento dos três níveis de assistência - primário, secundário e terciário -, com prioridade para a prevenção; e *participação da comunidade*, que significa a interferência da população na tomada de decisões e na condução dos negócios da Saúde, principalmente por meio de participação decisória em postos eletivos no sistema, notadamente os conselhos de Saúde.

Artigo 199

Garante a participação da iniciativa privada na assistência à Saúde no Brasil, indicando se tratar de um complemento, e que, no país, a principal forma na saúde é a oferecida pelo poder público. Além disso, relega as organizações de Saúde privadas e com fins lucrativos à última posição da fila, colocando logo à frente delas as instituições filantrópicas e sem fins lucrativos.

O parágrafo segundo proíbe a destinação de recursos públicos, como auxílios e subvenções, às empresas privadas e com fins lucrativos.

O parágrafo terceiro impede a participação estrangeira na assistência à Saúde brasileira, mas deixa aberta a possibilidade de exceções para casos previstos em lei.

Já o parágrafo quarto trata de um assunto estranho ao artigo: a remoção e a comercialização de tecidos e órgãos humanos, assunto que estava em evidência na época da Constituinte e que, aparentemente,

Artigo 200

Basicamente, o artigo 200 dedica-se a fazer uma lista do que o SUS pode fazer na Saúde brasileira. Pela leitura dos incisos I a VIII, vemos que a intenção era outorgar ao sistema o poder de fazer tudo, desde que estivesse relacionado com a Saúde. Por essa razão, o texto apresenta uma extensa relação de poderes do SUS, incluindo os de controle e fiscalização de procedimentos, produtos, substâncias, alimentos, bebidas e águas; execução da vigilância sanitária e epidemiológica; ordenar a formação de recursos humanos na Saúde; formulação e execução de políticas de saneamento básico, de proteção do meio ambiente e do trabalho.

Legislação ordinária

Uma constituição deve conter as grandes linhas que orientam a estrutura de um país e os rumos escolhidos por seu povo. A regulação da norma constitucional, para os detalhes de consecução e execução desses misteres, contudo, deve ficar a cargo da legislação que se encontra hierarquicamente abaixo da Carta Magna, chamada de infraconstitucional, ou leis ordinárias. No caso da Saúde brasileira, isso foi feito por meio da lei nº 8.080, chamada de Lei Orgânica da Saúde, promulgada em 19 de setembro de 1990, que dispõe sobre as condições para a promoção, proteção e recuperação da saúde, a organização e o funcionamento dos serviços, além de dar outras providências.

A ela logo se juntou a Lei nº 8.142, de 28 de dezembro de 1990, dispondo sobre a participação da comunidade na gestão do SUS e sobre as transferências intergovernamentais de recursos financeiros na área da Saúde, além de outras providências, e passando a dividir o nome com a lei anterior.

No Brasil, a área da Saúde é uma das que mais sofrem interferência da atividade legislativa. Consequentemente, sobre ela existe um número muito grande de leis federais, estaduais e municipais, além de normas operacionais e outras decisões do ministério e das secretarias.

A legislação brasileira regula e dispõe sobre os serviços de Saúde da administração direta e indireta, além de organizações privadas e do

terceiro setor. Para isso, foram criadas agências reguladoras que editam normas obrigatórias relativas à Saúde, como a Agência Nacional de Vigilância Sanitária (Anvisa) e a Agência Nacional de Saúde Suplementar (ANS).

Terceiro setor

Setor da economia que não é estatal, tampouco privado com fins lucrativos. Em geral, é formado por organizações não governamentais (ONGs) ou organizações sociais (OSs).

CAPÍTULO 5

Prevenção e qualidade de vida

Nos capítulos anteriores, exploramos o conceito de Saúde e vimos como a vida encontrou caminhos para sua manutenção, preservação e recuperação. Vimos também o que são doenças e condições mórbidas e como ocorre o processo saúde-doença. Acompanhamos a evolução das ideias em Saúde e de que maneira é organizada a atenção em Saúde. Por fim, conhecemos os fundamentos, as características, os princípios e as diretrizes do SUS.

Neste capítulo, veremos como se dá a prevenção e qual é o papel da qualidade de vida na construção e na manutenção da boa saúde.

Expectativa de vida

Sabemos que, historicamente, as condições gerais de Saúde, o acesso às ações e aos seus serviços tendem a melhorar com a progressão do tempo. A expectativa de vida, em grande parte dos países ocidentais, tem crescido ao longo dos séculos. Trata-se da estimativa média do número aproximado de anos que um grupo de indivíduos nascidos no mesmo período poderá viver. Ela é calculada por meio de técnicas estatísticas, sendo um dos indicadores de qualidade de vida de uma localidade, região ou país.

Pode ser estratificada em segmentos como nível de renda, classe social, grau de instrução, acesso a serviços de Saúde, saneamento, educação, cultura, lazer, entre outros. Também pode ser correlacionada a índices como de violência, criminalidade e poluição.

A desnutrição, em grande parte causada por razões sociais como guerras ou dificuldades **logísticas** e de distribuição, mas sempre sob forte componente social, é ainda hoje um dos fatores que levam ao adoecimento e à morte de grande parcela da população mundial.

Países e organizações devem agir de modo contundente para prevenir e combater esse flagelo, o que não elimina nem impede a necessidade das ações de cunho individual. O combate à desnutrição e às carências alimentares, como a **hipovitaminose**, tem a capacidade de reduzir de modo significativo o adoecimento e a morte de indivíduos.

Muitas são as razões para a obtenção desses resultados e, se quisermos elencá-las, devemos voltar nossa atenção para os principais fatores de adoecimento. De modo geral, a prevenção consiste em evitar ou combater esses fatores.

O simples ato de reduzir a mortalidade infantil, por exemplo, aumenta as chances de que as pessoas alcancem fases mais avançadas da vida, promovendo como resultado a expansão do tempo médio de vida.

Logística

Técnica de colocar à disposição de quem vai realizar uma tarefa os recursos materiais necessários à sua execução.

Hipovitaminose

Falta ou baixa no nível de vitaminas.

Prevenção

Por mais empolgantes que sejam as técnicas, os instrumentos, os equipamentos e as formas de recuperação da saúde, por mais envolventes que sejam as ações curativas e promissores os seus resultados, nada é mais vantajoso para a população e para o próprio sistema de Saúde do que a *prevenção*.

Nenhum de nós prefere adoecer primeiro para somente depois combater o problema. A ação de saúde que se dá antes do surgimento das doenças e das condições mórbidas apresenta inúmeras vantagens em relação a outras formas de atuação. A intervenção anterior à instalação e ao desenvolvimento do problema, como se dá especialmente na prevenção primária, é mais favorável ao paciente, pois evita que seu organismo sofra os danos que as doenças e outras condições patológicas poderiam lhe impor.

Desse modo, a integridade orgânica dos indivíduos fica mais preservada. Além disso, existe o ganho de tempo que toda a instalação da moléstia e seu desenvolvimento consumiriam, pois a prevenção elimina essa etapa. Finalmente, a experiência mostra que as intervenções prévias têm menores custos e trazem menos prejuízos do que as ações tardias, por mais bem-sucedidas que venham a ser. Como diz um antigo preceito, é melhor prevenir do que remediar.

O acesso a ações e serviços de Saúde e ao sistema de atenção integral tem, por si só, trazido resultados em termos de prevenção. Por exemplo, a Estratégia Saúde da Família (ESF), as campanhas de vacinação e os agentes comunitários de Saúde representam grande avanço na questão preventiva no Brasil. A possibilidade de exames regulares e diagnósticos para a prevenção primária aumenta a expectativa e a qualidade de vida.

Saneamento, habitação e cuidados básicos

Poucas ações tiveram impacto preventivo tão grande como a oferta de água tratada e serviços eficientes de esgoto para as populações. A água é um elemento essencial à vida humana e precisa estar disponível em grandes volumes e em oferta constante. Contudo, é vetor de uma enorme quantidade de doenças. A má qualidade ou ausência de água é fator de grandes mortandades e epidemias, bastando lembrar casos de hepatites, cólera e outras doenças diarreicas, por exemplo. O saneamento básico é uma ação de engenharia civil, que tem grande impacto na saúde das populações.

Na mesma categoria estão as condições habitacionais. Moradias improvisadas, com excessiva aglomeração populacional, são condição predisponente às epidemias e endemias, pois favorecem a ação e a proliferação de vetores e o contágio direto entre as pessoas.

Além disso, insetos causadores de doenças multiplicam-se em moradias de má qualidade, como mosquitos, percevejos e baratas. O acúmulo de água em telhas quebradas e outras estruturas facilita a disseminação de agentes transmissores de doenças como febre amarela, dengue, zika, chikungunya, etc.

A intervenção urbanística, por meio de melhorias nas condições de habitação, é, portanto, uma ação de engenharia e arquitetura com enorme impacto na prevenção e qualidade de vida.

Favelização

Tendência ou recorrência na formação e multiplicação de favelas.

O Brasil ainda tem que avançar muito na melhora da oferta de saneamento básico e adequadas condições habitacionais à população. A **favelização,** tendência observada nos últimos séculos em praticamente todas as grandes cidades brasileiras, é um grave problema que precisa ser resolvido, quer pela sua dimensão humana, quer pelo aspecto estrito da saúde preventiva.

Outro elemento que prejudica a saúde de grandes contingentes populacionais são os problemas relacionados à poluição ambiental. A contaminação por agentes biológicos, químicos e físicos inviabiliza a vida saudável em porções cada vez maiores do território nacional. Muitos rios estão contaminados por metais pesados, como resultado de ações irregulares individuais e coletivas, como o garimpo. A água, bem como os peixes e outros alimentos irrigados por ela, passam a apresentar níveis cada vez mais preocupantes de toxicidade.

A esse cenário devemos associar a ação irresponsável de empresas e organizações nacionais e internacionais que têm provocado desastres ambientais de dimensões catastróficas. Esses têm o agravante de agredir também a fauna e a flora, com significativos efeitos deletérios sobre a saúde das populações. Uma fiscalização maior e mais rigorosa de atividades desse tipo, com a punição dos agressores da natureza, também certanebte impactaria na evolução de nossas condições de Saúde pública.

No concernente a morbidade e mortalidades infantil e materna, um elemento com grande poder preventivo é a melhoria das condições de higiene, tanto no parto quanto na amamentação e no desenvolvimento da criança. As condições gerais do parto e a assistência especializada, desde o pré-natal, nascimento, puericultura até a primeira infância, compõem parte do arsenal básico para as ações preventivas nesses importantes segmentos da população.

Ainda em relação às ações preventivas de grande impacto populacional, é preciso destacar as campanhas de vacinação. No passado, as epidemias ceifaram milhões de vidas, principalmente na Europa, até o século XVIII. A descoberta das vacinas e sua utilização em massa por intermédio de grandes campanhas nacionais foram elementos capazes de trazer enormes benefícios preventivos, com melhora significativa na expectativa de vida, inclusive com a erradicação de algumas doenças em diversos países e territórios.

No sentido oposto, movimentos contrários à vacinação e o deslocamento de grandes massas populacionais têm aumentado muito nos anos mais recentes. As migrações em massa possibilitam a propagação de agentes infecciosos para muitas regiões do planeta, inclusive promovendo sua reintrodução em ambientes onde já haviam sido erradicados. A solução é planejar, organizar e disciplinar essas mudanças, evitando que se deem de modo descontrolado. Já os movimentos antivacina são uma forma de **neoluditismo** que expõe populações ao perigo de doenças antes controladas ou extintas. Baseiam-se em desconfianças e críticas relacionadas ao preparo, armazenamento, transporte, aplicação e efeitos colaterais e indesejáveis das vacinas. Sabemos que tudo em ciência comporta a controvérsia racional e o teste da falseabilidade. Por esse motivo, a discussão científica e baseada em evidências pode e deve acompanhar as ações de Saúde, configurando-se como irracional a recusa da vacinação sem uma sólida investigação técnica e científica a respeito de cada vacina.

> Neoluditismo
>
> Movimento que combate as inovações e o progresso tecnológico.

As vacinas são um dos elementos preventivos mais poderosos à disposição da Saúde pública.

Ciência e tecnologia

O avanço das ciências médicas e da tecnologia também representa importante fator de redução da mortalidade e das condições mórbidas das populações, assim como do incremento na qualidade de vida.

A possibilidade de assistência em Saúde à população, do acesso a exames e procedimentos preventivos e de intervenção tecnológica e medicamentosa antes da eclosão de doenças e outras condições patológicas forma um conjunto capaz de reforçar o resultado do nosso arsenal de combate aos riscos de adoecimento e à instalação das moléstias.

De todos os fatores de risco para a saúde, o mais difícil de ser alterado preventivamente talvez seja o do componente genético. De fato, a modificação de nosso genoma é algo que ainda pertence mais ao terreno da especulação científica do que à realidade cotidiana, afinal, mesmo os grandes avanços recentes nas terapias gênicas estão ainda em seus passos iniciais e longe da possibilidade de utilização maciça em grandes contingentes da população. Contudo, o rápido avanço dos resultados das pesquisas mostra que as intervenções **gênicas** poderão integrar o repertório habitual das ações de Saúde preventiva.

Gênica

Relativa aos genes.

Depois dos progressos do Projeto Genoma Humano, apresentados ao público principalmente a partir de 2003, muitas possibilidades **alvissareiras** para a ação no nível gênico estão surgindo, sendo uma das mais promissoras a da **epigenética**, que fundamentalmente abre a possibilidade de intervenção na expressão gênica, por meio da ação nutricional, farmacológica ou de outras naturezas.

Alvissareira

Relativo a boas notícias.

Epigenética

Acima da genética; relativo ao controle ou à inibição da expressão dos genes.

As ações preventivas com relação às doenças genéticas ainda são limitadas, mas aos poucos vão se tornando realidade.

A imprensa tem popularizado a possibilidade de cirurgias preventivas para evitar o surgimento de câncer em determinados órgãos, como útero e mama, em situações de forte tendência familiar para o distúrbio, expressa em casos individuais.

Alimentação e obesidade

Quando se fala em Saúde preventiva, geralmente se pensa apenas em ações dirigidas a grandes parcelas da população, mas a prevenção também depende de medidas na vida individual, muito embora, como é evidente, elas devam ser estendidas ao maior número de pessoas possível.

Se as carências e insuficiências alimentares - as doenças da pobreza - devem ser combatidas como parte de ações de Saúde preventiva, o outro polo desse espectro - o dos excessos alimentares - também cumpre destacado papel na gênese de doenças, podendo ser considerado como das doenças da riqueza.

A obesidade, o diabetes mellito tipo 2, os distúrbios metabólicos e outras doenças associadas à ingestão exagerada de alimentos têm ocupado uma posição cada vez mais destacada entre os inimigos da saúde das coletividades. A associação entre excessos alimentares, sedentarismo e obesidade forma um conjunto de problemas interligados, com hipertensão arterial, elevação do colesterol e aumento do risco para o diabetes tipo 2. Essa condição, denominada *síndrome metabólica*, já pode ser considerada uma epidemia nos países desenvolvidos.

A correção dietética e a orientação nutricional são itens indispensáveis na Saúde preventiva. Além desse componente, é possível incorporar alguma atividade física moderada, como caminhada diária, mesmo que por poucos minutos, para ajudar a combater a obesidade, os altos níveis de colesterol e de ácido úrico e outras condições predisponentes às moléstias. É sempre importante ter em mente que, antes de iniciar qualquer atividade física, deve-se consultar o médico.

A importância da luz solar para a saúde humana

A exposição orientada e segura a uma adequada dose de luz solar também tem significativo papel na prevenção de doenças. A síntese de vitamina D, o metabolismo do cálcio e outros minerais em nosso organismo e o bom funcionamento do nosso sistema imunológico estão ligados à radiação solar. A falta de exposição ao sol reconhecidamente pode acarretar doenças como o raquitismo e a osteomalácia, e facilitar a instalação de muitas outras.

Contudo, deve-se evitar tomar sol por tempo exagerado, em horários inadequados e sem a devida proteção para a pele. Para o aproveitamento seguro da luz solar, devemos consultar o profissional de Saúde antes do início dessa atividade.

Dormir bem para viver bem

Outro elemento muito negligenciado na sociedade moderna, mas que tem muita importância na manutenção e recuperação da saúde, é o sono. Dois aspectos relativos a ele merecem destaque: a quantidade e a qualidade.

Uma noite de sono reparadora varia de uma pessoa para outra e costuma situar-se numa faixa entre cinco a dez horas por dia, em média. Há variações de acordo com a idade, o estado de saúde, os hábitos e outros fatores individuais. A qualidade do sono é dependente de vários elementos, sendo os principais um ambiente adequado, preferencialmente um quarto escuro e silencioso, uma cama limpa e com temperatura confortável e livre de interferências, como radiações eletromagnéticas e de outras naturezas.

Apneia

Suspensão da respiração; ausência de oxigênio.

Certas doenças e condições de saúde podem prejudicar a qualidade do sono, como a obesidade, a **apneia** obstrutiva e outras situações adversas. Profissionais da Saúde especialistas nos distúrbios do sono podem ajudar a corrigir e a eliminar os fatores prejudiciais.

Drogadicção

Hábito ou vício do consumo de drogas.

Comportamentos prejudiciais à saúde

Hábitos como tabagismo, alcoolismo, **drogadicção** e distúrbios alimentares estão entre os inimigos da boa saúde. A orientação de médicos, psicólogos, nutricionistas e demais profissionais da Saúde é importante para evitar e/ou combater esses problemas.

Outros fatores geradores de doenças que precisam ser evitados ou, ao menos, controlados são estresse, sedentarismo e ambiente profissional insalubre.

O trabalho pode ser um fator de adoecimento e especialidades como Saúde Ocupacional e Saúde do Trabalhador contribuem para a prevenção desse tipo de doença.

A prevenção de doenças no ambiente de trabalho tem evoluído muito e focado seus estudos em fatores a serem evitados ou gerenciados, como a pressão excessiva por desempenho, horários, competição, assédio moral e outros elementos.

Uma vida com boas relações familiares e de amizade também tem sido apontada como fator preventivo para a manutenção da saúde. Pesquisas sugerem que a solidão é um fator de risco para um decréscimo nos cuidados de saúde e favorece o adoecimento.

Além das questões já mencionadas, também vêm ganhando importância entre as ações preventivas e de aperfeiçoamento da qualidade de vida atividades que envolvem práticas esportivas e de contato com a natureza. Sempre com o acompanhamento de profissionais da Saúde, elas têm sido cada vez mais utilizadas para combater o estresse, o sedentarismo, a obesidade e as doenças metabólicas e para qualificar o tempo dedicado ao lazer.

Relação entre educação e qualidade de vida

Instrução e atividades educacionais também apresentam efeitos preventivos, em relação direta com sua qualidade e quantidade.

Pesquisas têm demonstrado que quanto maior o nível educacional de uma população, maiores serão as condições de ela conhecer e compreender o alcance e o modo de funcionamento das ações preventivas. Uma população mais educada e instruída também está mais equipada para os hábitos de higiene, limpeza e preservação.

Níveis educacionais superiores em quantidade e em qualidade estão relacionados a melhores hábitos de higiene; melhor consumo de alimentos; condições mais seguras de gestação, parto e amamentação; maior qualidade nas construções, moradia e vida social; menores índices de criminalidade e violência; maior qualidade nos serviços de Saúde; mais hábitos saudáveis, etc.

Na Saúde, as organizações de excelência conseguem maior **eficácia** em seus processos e maior nos seus resultados assistenciais e administrativos investindo continuamente na preparação cognitiva e no aprimoramento profissional de seus colaboradores.

Eficácia

Qualidade de produzir o efeito desejado; relativo a aquilo que funciona.

Segurança

Em termos sociais, a liberdade, a responsabilidade, a solidariedade e o espírito comunitário contribuem para um ambiente mais sadio, uma sociedade mais segura e acolhedora, com maiores possibilidades e êxito nas ações de Saúde.

A sociedade brasileira apresenta preocupação cada vez maior com os índices de violência e de acidentes automobilísticos. Mortes por homicídios, ferimentos por armas brancas e armas de fogo, bem como mortes e ferimentos causados por violência no trânsito têm índices muito elevados a despeito de períodos de crescimento econômico e de uma propalada melhor distribuição de renda. Ações preventivas, de preferência conectando setores como Saúde, educação, infraestrutura e desenvolvimento social são necessárias, se quisermos prevenir essas causas de morbidade e mortalidade.

CAPÍTULO 6

Gestão em Saúde e visão organizacional

Organizações são estruturas mais ou menos hierarquizadas, que reúnem um coletivo humano orientado para a realização de determinadas tarefas de modo específico, com o objetivo de alcançar certos resultados.

Nesse sentido, são consideradas organizações: empresas, escolas, igrejas, clubes, órgãos governamentais, forças armadas, entidades estatais, associações e instituições internacionais, incluindo, por extensão, até as corporações ilegais, como a máfia siciliana e os *Yakuza*, no Japão.

As organizações são a forma mais poderosa e eficiente desenvolvida pela humanidade para realizar a maioria dos trabalhos e tarefas, principalmente por causa da reunião de forças direcionadas ao cumprimento de finalidades comuns e pela infinidade de estratégias, táticas e técnicas de que podem dispor para a realização dos seus objetivos.

Ao longo do tempo, a humanidade aprendeu a criar e a desenvolver métodos e técnicas para a melhor condução e funcionamento das organizações, e este acervo de conhecimentos, que sempre se aperfeiçoa e se atualiza, integra os campos do saber que fazem parte das áreas de administração de empresas, administração pública e, mais especificamente na Saúde, administração em Saúde.

As organizações estão praticamente por toda parte e todos nós, em algum momento da vida, acabaremos trabalhando, tornando-nos proprietários ou servindo-nos do trabalho de alguma delas.

Atualmente, vivemos em um cenário social e econômico que é, ao mesmo tempo, competitivo e cooperativo. Por isso, para sobreviver, as organizações necessitam, por um lado, superar seus concorrentes, defendendo-se de ameaças e aproveitando as oportunidades que surgem durante o transcurso de sua vida; por outro, precisam funcionar em auxílio e colaboração com seus parceiros, fornecedores, terceirizados e outras organizações que com elas convivam em relação de **mutualismo**.

Mutualismo

Relação entre dois ou mais organismos em que todos obtêm vantagens.

Até mesmo entre concorrentes existem momentos de cooperação, quando, por exemplo, diversos hospitais se reúnem para realizar compras conjuntas de materiais e medicamentos, o que faz baixar os preços para todos em virtude do grande volume adquirido dos fornecedores.

Organizações de Saúde

As organizações que se dedicam à assistência ou à administração na área da Saúde, como hospitais, laboratórios, centros diagnósticos, clínicas, ambulatórios, consultórios, administradoras de planos de saúde, indústria farmacêutica e, por extensão, ministério e secretarias estaduais e municipais de Saúde, entre outras, são chamadas de *organizações de Saúde*.

Elas podem ser públicas, quando pertencem ao poder público; privadas, quando são organizadas em forma de empresa particular, com sócios ou individual; ou do terceiro setor, uma forma de organização que, embora juridicamente privada, realiza tarefas sociais, relacionadas às áreas públicas, não tem fins lucrativos e são regidas por legislação específica.

Atualmente, todos os tipos de organização de Saúde estão inseridos na complexidade da realidade social e devem estar preparados para enfrentar os desafios que esta condição apresenta – fazer frente a seus custos, apresentar resultados financeiros saudáveis, mas não apenas isso; também devem gerar resultados sociais, éticos, ambientais e de outras naturezas – e, assim, justificar sua existência e funcionamento.

A atividade principal de uma organização assistencial de Saúde consiste em prestar assistência a pessoas e/ou populações, principalmente atividades de diagnóstico e terapêutica. Organizações de Saúde realizam muitas outras tarefas, como produzir pesquisas; oferecer ensino, capacitação e treinamento; preparar e servir refeições; oferecer e gerenciar serviços como hospitalidade, transporte, estacionamento, segurança, etc. Mas o seu *core business*, ou negócio principal, é mesmo oferecer as atividades de diagnóstico e terapêutica.

Por essas razões, dizemos que os profissionais de uma organização de Saúde que atuam, direta ou indiretamente, nas atividades relacionadas ao diagnóstico ou à terapêutica praticam a *atividade-fim* do negócio. Essa expressão significa a realização da finalidade fundamental da organização, ou seja, a execução daquilo que ela foi criada para fazer.

Em uma organização de Saúde complexa como a hospitalar, as **atividades-fim** são frequentemente executadas pelo pessoal das áreas médica, de enfermagem, análises clínicas e laboratoriais, diagnóstico por imagem, anatomia patológica, farmácia, fisioterapia, fonoaudiologia, psicologia, nutrição e dietética, assistência social e terapia ocupacional, entre outras.

Atividade-fim

Atividade principal da organização; *core business*.

Contudo, a atividade-fim não pode ser feita sem a existência do trabalho de outro importante grupo de profissionais, que executam todas aquelas tarefas que tornam possível a sua realização. São atividades como comando, direção, gerência, liderança, logística, finanças, contabilidade, gestão de pessoas, compras, armazenamento, manutenção, higiene, limpeza, zeladoria, segurança, entre outras. Sem elas, seria impossível a realização das atividades-fim. A esse grupo de atividades chamamos de **atividades-meio**. A nomenclatura mostra que elas são o meio que possibilita a execução daquelas.

Atividade-meio

Atividade de suporte ou apoio à atividade-fim.

Quando, durante um ato cirúrgico, por exemplo, o cirurgião – profissional da atividade-fim – solicita um fio de sutura e o recebe em mãos, isso só aconteceu porque, muito antes, profissionais das atividades-meio garantiram a verba necessária para a compra do material, adquiriram e armazenaram o produto e o colocaram à disposição para ser transportado até a sala de operações. E, após seu uso, garantirão a limpeza do ambiente e a preparação para que todo o processo – e muitos outros como esse – possam ocorrer de novo inúmeras vezes.

Prática profissional

Sempre que alguém é atendido em uma organização de Saúde, seja em um posto de Saúde, seja em um consultório, seja em um laboratório de exames clínicos, seja em um hospital, inevitavelmente terá contato com profissionais especializados, capazes de prestar assistência, como enfermeiros, médicos, fisioterapeutas, farmacêuticos, fonoaudiólogos, psicólogos, nutricionistas, biólogos, cirurgiões-dentistas, entre outros especialistas e técnicos.

Os profissionais que atendem o paciente, de modo direto ou indireto, são chamados de *assistenciais*.

Existe outro grupo de atividades que não implica a assistência direta ao paciente, mas é imprescindível para que ela ocorra. São as atividades *administrativas*, também chamadas de *gerenciais*, ou de *gestão*. Essas atividades envolvem as funções típicas de administração, como liderança, planejamento, organização, controle, entre outras.

Produtividade

Capacidade de produzir ou gerar riqueza ou valor.

Muitas vezes, os profissionais gerenciais não são vistos nem notados pelos pacientes, mas seu trabalho pode ser visto na eficiência, na **produtividade**, na segurança e na qualidade dos serviços oferecidos. São exemplos de profissionais desse grupo o presidente e os vice-presidentes, o CEO (*chief executive officer*), o superintendente, os diretores, os gerentes, os chefes e coordenadores, etc.

As organizações de Saúde mais complexas funcionam basicamente com três níveis estruturais, de acordo com as atividades que desempenham e com o perfil dos profissionais que atuam em cada um. Veja-os a seguir.

Operacional

O nível fundamental na estrutura das organizações é o *operacional*, pois, como o nome indica, engloba os profissionais que promovem a operação da organização, executando as atividades-fim da instituição.

Trata-se da execução da ciência, da arte ou da técnica constituintes do *core business* organizacional. Esses profissionais garantem que a organização permaneça operante, realizando a atividade para a qual foi criada.

Tomando como exemplo uma organização de Saúde complexa como um hospital, o nível *operacional* é representado por médicos, enfermeiros, farmacêuticos, fisioterapeutas, fonoaudiólogos, psicólogos, nutricionistas, biólogos, cirurgiões-dentistas, assistentes sociais, terapeutas ocupacionais, engenheiros, tecnólogos, técnicos e todos os demais profissionais que trabalham para a execução das operações. Por extensão, também são considerados integrantes do nível operacional todos os trabalhadores que atuam nas funções de apoio e nas atividades-meio dessas organizações.

Estratégico

O nível mais elevado na hierarquia da organização é o *estratégico*, caracterizado pelo comando geral e pela tomada das decisões de impacto mais abrangente na organização. São o presidente, os vice-presidentes, o superintendente, os diretores e os demais profissionais com maior poder autônomo de decisão geral ou setorial na organização.

Tático

Nas organizações, o nível intermediário é chamado de *tático*, *médio* ou *gerencial*. É o segmento encarregado de fazer a ligação entre o comando estratégico e a execução operacional. Os profissionais desse nível recebem as decisões dos estrategistas e motivam e orientam sua realização em contato direto com o pessoal operacional.

São exemplos de trabalhadores do nível tático gerentes, coordenadores e chefes que exercem liderança sobre o nível operacional, subordinando-se estritamente, entretanto, às decisões estratégicas da organização.

Competitividade: o que representa na área da Saúde

Para a sobrevivência e o desenvolvimento em um cenário cada vez mais competitivo – inclusive com crescente presença internacional –, as organizações de Saúde precisam gerar ou utilizar criatividade e inovação e agregar valor aos processos e produtos, incrementando sua produtividade, eficiência e qualidade. Devem oferecer ambientes de trabalho agradáveis e funcionais, tendo sempre em vista, como vimos, a ética, a sustentabilidade e a responsabilidade social e ambiental. Essas são condições indispensáveis para que se capacitem para a concorrência em alto nível e possam atrair os profissionais mais qualificados e talentosos para formarem seu elenco de colaboradores.

Muitas estratégias e táticas são concebidas e adotadas para desenvolver e qualificar as organizações de Saúde. Algumas das mais importantes são foco no cliente, gestão da qualidade, acreditação e educação permanente.

Paciente

Na área da Saúde, tudo o que se faz tem, em última análise, a finalidade de atender às necessidades do paciente. Por isso ele é o personagem principal nesse campo de atividade humana.

A relação entre o profissional de Saúde e o paciente é regida por normas, ética, ciência, arte e técnicas milenares – como vimos no primeiro capítulo –, e dessa realidade nenhum profissional ou organização deve jamais se afastar. Além disso, a legislação brasileira estabelece direitos e garantias especiais à condição de paciente, que devem ser sempre observadas.

Contudo, atualmente, o paciente, sem perder nenhuma de suas prerrogativas, ganhou novas características, como a de *cliente*, *consumidor* e *usuário*.

Cliente

É aquele para quem se trabalha. É o destinatário final de todos os esforços profissionais, a fim de atender às suas necessidades. Todo trabalho é destinado a alguém, e essa pessoa é o cliente. Uma de suas principais características é o poder de escolha: ele pode escolher utilizar um determinado serviço, ou o de um concorrente. Como consequência, o cliente é disputado e cortejado, para ser conquistado e mantido, em um processo conhecido como *fidelização*. Tratamos bem o cliente não apenas por dever, bondade ou educação. Fazemos isso porque se ele não estiver satisfeito com nosso desempenho, vai embora e passa a ser atendido pelo concorrente, tornando inútil nosso trabalho.

Na área da Saúde, o cliente primário é o paciente. Ele continua a manter todas as características, direitos e prerrogativas de paciente, mas a elas, adicionam-se as de cliente. Não se trata de uma transformação, mas de uma adição: ele é *paciente* e *cliente*. Os dois conceitos se somam, exigindo muito mais dos profissionais e das organizações de Saúde.

Consumidor

Ao *status* de paciente e cliente, agrega-se o de *consumidor*, como resultado de direitos e garantias especiais para essa condição que lhe foram conferidas pela legislação, principalmente o Código de Defesa do Consumidor, que também se aplica à área da Saúde.

Tudo isso aumenta os graus de dificuldade e responsabilidade para as organizações de Saúde. A adoção da estratégia de *foco no cliente* significa que todo o esforço organizacional deve ter como prioridade esse personagem complexo e multifacetado.

Usuário

Com a criação do SUS, além de paciente e cliente, nosso personagem principal também é classificado como *usuário*, com direitos e garantias proporcionados pelos princípios, características e diretrizes do sistema de saúde.

Também falamos em *usuário* quando se trata de um cliente de alguma empresa de planos ou seguros de Saúde.

Preocupação com a qualidade nos serviços de Saúde

A gestão da qualidade incorpora uma série de conhecimentos e medidas tomadas no sentido de combater os defeitos e melhorar os processos e resultados organizacionais na busca de excelência na satisfação e na segurança dos pacientes.

Há vários ramos do estudo da administração em Saúde dedicados exclusivamente à melhoria e à manutenção da qualidade nos serviços e na atenção ao paciente. Como resultado dessa gama de esforços surgiram as acreditações em Saúde e, com elas, os modelos de gestão.

A qualidade em serviços pode ser examinada mediante a adoção e o cumprimento de normas, requisitos e técnicas criadas e testadas para melhorar o desempenho da organização. Os procedimentos de verificação do cumprimento dessas normas, requisitos e técnicas, a avaliação dos seus resultados e a concessão de um certificado de conformidade a tudo isso integram um processo chamado de *acreditação*.

Acreditação

Costuma ser feita por organizações independentes, geralmente ligadas ao terceiro setor, e constituídas especificamente para o desempenho dessa tarefa. Isso visa afastar as influências comerciais e políticas do processo, para conferir maior credibilidade à fonte acreditadora.

Organizações de Saúde que buscam padrões de excelência esforçam-se continuamente para conquistar, manter e melhorar títulos e padrões de acreditação.

Os parâmetros, procedimentos e métricas preconizados pelas fontes acreditadoras e os métodos e técnicas da melhor administração são reunidas em conjuntos de recomendações, normas e medidas denominados *modelos de gestão*.

Os modelos de gestão são conjuntos organizados e coerentes de formas e modos de melhor gerir organizações, sendo construídos e testados por organizações de diferentes segmentos de atividade, espalhadas por todas as partes do mundo, daí sua probabilidade aumentada de sucesso.

Todos esses elementos que contribuem para uma gestão mais produtiva, eficiente e profissionalizada dependem diretamente do preparo, da motivação e da qualidade dos indivíduos que irão atuar nos três níveis organizacionais das instituições.

Educação

O preparo, a capacitação e a atualização dos profissionais de gestão compõem um fator crítico do sucesso das organizações. E a melhor forma de trabalhar esses elementos é por meio da educação permanente.

As instituições de Saúde contemporâneas são organizações no sentido pleno do termo, cada uma operando com sua própria estrutura organizacional, inserção na sociedade e compromissos com seus pacientes, clientes, colaboradores, funcionários, empregados, parceiros, fornecedores, etc., produzindo resultados capazes de remunerar sua atividade, gerando condições de garantir a sustentabilidade e seu desenvolvimento.

Tudo isso exige uma gestão profissionalizada e atualizada, que é aquela em que os gestores, principalmente nos níveis estratégico e tático, possuem formação técnica e cultural adequada, com educação continuada, e exercem atividades profissionais em tempo integral e segundo uma carreira específica.

Além da formação especializada em cada uma das áreas da Saúde, cresce a necessidade de as organizações contarem cada vez mais com profissionais capazes de mesclar conhecimentos de gestão com os técnico-operacionais.

As áreas de gestão em Saúde compreendem uma vasta e complexa rede de conhecimentos, cujas principais características são seu caráter transdisciplinar e de atualização constante.

Esses saberes podem ser organizados em dois grandes grupos de estudos e práticas: um, de conhecimentos fundamentais sobre o setor de Saúde, e outro, com conteúdos mais especializados nas áreas de administração.

No primeiro grupo, figuram as bases e os fundamentos do funcionamento das áreas clínicas, cirúrgicas e dos tipos e organização dos serviços de Saúde; a estrutura e as formas da atenção à Saúde; os sistemas de Saúde; as características, os princípios e as diretrizes do SUS; a legislação e outras normas operacionais do setor; as políticas públicas em Saúde; a epidemiologia; a economia da Saúde; a ética e o direito em Saúde, entre outros.

Do segundo grupo fazem parte os conceitos e fundamentos de administração; os modelos e instrumentos de gestão; as áreas administrativas especializadas, como a gestão de pessoas, de serviços de Saúde, financeira, de custos e de materiais; a liderança; o planejamento e gestão estratégica; a gestão de marketing; negócios; logística; projetos; processos; operações; governança; tecnologia; gestão de área física, entre outras incorporadas ou criadas de acordo com a evolução e as mudanças no cenário organizacional e científico.

Capital intelectual

Conjunto dos talentos, conhecimentos e habilidades dos integrantes de uma organização.

A educação permanente é o mais eficiente instrumento promotor do **capital intelectual** das organizações, integrando, completando e atualizando a formação proporcionada pelo ensino nos níveis técnico, de graduação e de pós-graduação.

As organizações de Saúde mais complexas, como hospitais e operadoras de planos de Saúde, têm investido cada vez mais na atuação nesse segmento, por meio da criação de institutos de ensino e pesquisa, universidades corporativas, ensino a distância e outras formas de promover a capacitação, o aperfeiçoamento e a atualização dos conhecimentos, habilidades e competências de seus profissionais.

Eficiência

Melhor rendimento com menos ou com o mínimo de recursos.

Na Saúde, as organizações de excelência conseguem maior **eficiência** em seus processos e maior eficácia nos seus resultados assistenciais e administrativos investindo continuamente na preparação cognitiva e no aprimoramento profissional de seus colaboradores.

Referências

ALMEIDA FILHO, N. **O que é saúde**. Rio de Janeiro: Fiocruz, 2011.

ANDRADE, L. O. M.; BARRETO, I. C. H. C. **O SUS passo a passo**: história, regulamentação, financiamento, políticas nacionais. São Paulo: Hucitec, 2007.

ANDRÉ, A. M. **Gestão estratégica de clínicas e hospitais**. São Paulo: Atheneu, 2014.

BRASIL. **Código de defesa do consumidor**. Barueri: Manole, 2016.

BRASIL. [Constituição (1988)]. **Constituição da República Federativa do Brasil - 1988**. Brasília, DF: Senado Federal, 2017.

CENTRO COCHRANE DO BRASIL. Disponível em: http://brazil.cochrane.org/. Acesso em: 1 mar. 2019.

CHRISTENSEN, C. M.; GROSSMAN, J. H.; HWANG, J. **Inovação na gestão da saúde**: soluções disruptivas para reduzir custos e aumentar a qualidade. Porto Alegre: Bookman, 2008.

CONDE, C. J. C.; CARCEDO, F. J. A. **Evolución humana**: el camino hacia nuestra especie. Madrid: Alianza Editorial, 2013.

CONDE, C. J. C.; CARCEDO, F. J. A. **Senderos de la evolución humana**. Madrid: Alianza Editorial, 2011.

DAWSON, I. **The history of medicine**: prehistoric and Egyptian medicine. New York: Enchanted Lion Books, 2005.

GIOVANELLA, L.; ESCOREL, S. **Políticas e sistema de saúde no Brasil**. Rio de Janeiro: Fiocruz, 2012.

ISRAELOWICH, I. **Patients and healers in the high Roman empire**. Baltimore: Johns Hopkins University Press, 2015.

KUMAR, V. **Robbins & Cotran patologia**: bases patológicas das doenças. São Paulo: Elsevier, 2013.

LEWIN, R. **Evolução humana**. São Paulo: Atheneu, 1999.

MAXIMIANO, A. C. A. **Fundamentos da administração**: introdução à teoria geral e aos processos da administração. Rio de Janeiro: LTC, 2015.

ORGANIZAÇÃO MUNDIAL DA SAÚDE (OMS). **Constituição da Organização Mundial da Saúde** (OMS/WHO), 1946. Disponível em: http://www.direitoshumanos.usp.br/index.php/OMS-Organiza%C3%A7%C3%A3o-Mundial-da-Sa%C3%BAde/constituicao-da-organizacao-mundial-da-saude-omswho.html. Acesso em: 4 fev. 2019.

PAES, L. R. A. **Gestão de operações em saúde**. São Paulo: Atheneu, 2011.

PAIM, J. S. **O que é o SUS**. Rio de Janeiro: Fiocruz, 2009.

PEREIRA, M. G.; GALVÃO, T. F.; SILVA, M. T. **Saúde baseada em evidências**. Rio de Janeiro: Guanabara Koogan, 2016.

POPPER, K. **A lógica da pesquisa científica**. São Paulo: Cultrix, 2013.

PORTER, R. **História da medicina**. Rio de Janeiro: Thieme Revinter, 2008.

ROCHA, A. A.; CESAR, C. L. G.; RIBEIRO, H. **Saúde pública**: bases conceituais. São Paulo: Atheneu, 2013.

ROUQUAYROL, M. Z.; GURGEL, M. **Epidemiologia e saúde**. Rio de Janeiro: Medbook, 2017.